AF318996

DES
MALADIES VIRULENTES

COMPARÉES

CHEZ L'HOMME ET CHEZ LES ANIMAUX

PAR MICHEL PETER

DOCTEUR EN MÉDECINE, ANCIEN INTERNE LAURÉAT DES HOPITAUX
ET LAURÉAT DE LA FACULTÉ DE MÉDECINE DE PARIS
(PRIX MONTYON, MÉDAILLE D'OR)

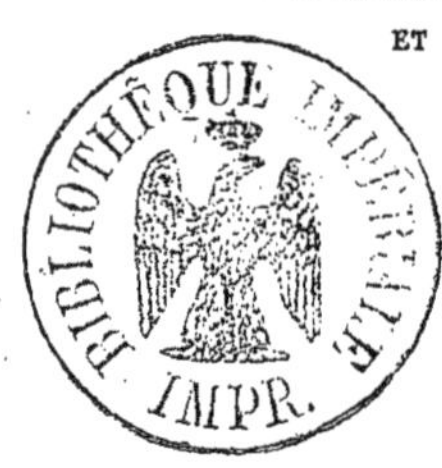

PARIS

P. ASSELIN, GENDRE ET SUCCESSEUR DE LABÉ

LIBRAIRE DE LA FACULTÉ DE MÉDECINE
ET DE LA SOCIÉTÉ IMPÉRIALE ET CENTRALE DE MÉDECINE VÉTÉRINAIRE
Place de l'École-de-Médecine

—

1863

[illegible]

[illegible]   [illegible]

COPENAGUE

[illegible]

[illegible] [illegible]

[illegible]
[illegible]
[illegible]

[illegible]

[illegible]

[illegible]

[illegible]
[illegible]

[illegible]

DES
MALADIES VIRULENTES
COMPARÉES

« Natura non facit saltus. »
LINNÉ.

« Cum (homines) et etiam ipsa bruta, id est animalia in
« genere; animale, inquam corpus, œconomia corporis
« animalis in genere, adeo UNIUS EJUSDEMQUE *sint* IN-
« DOLIS, *ut ad potentiam corruptionis absolute omnia*
« *uniformiter sese habeant*, nec ulla materialis prærogativa
« usquam compareat; est hæc res non solum in genere
« digna quæ consideretur, sed etiam in specie quæ recta
« et quantalibet ἀκριβείᾳ expendatur. »
STAHL, *Theoria medica vera.*

I

AVANT-PROPOS. — Il est des maladies dont on attribue le développement à l'action des agents extérieurs, et dont la cause prochaine ne se voit ni ne se touche, que l'esprit seul conçoit : telles sont les maladies *inflammatoires*, par exemple.

A côté de ces maladies se placent des affections qu'on voit naître au milieu de grandes réunions d'êtres vivants, placés dans certaines conditions d'hygiène évidemment mauvaises : ce sont les maladies *infectieuses* et *pestilentielles*. Ici encore la cause n'est entrevue que par l'esprit.

A l'autre extrémité du cadre nosologique sont des maladies — purs accidents morbides — causées par l'introduction dans l'organisme vivant d'un produit de sécrétion physiologique propre à certains animaux; ce produit de sécrétion est un *venin*, et la maladie qui en résulte est une maladie *venimeuse*. Ici la cause, toute matérielle, se voit et se touche, et si l'esprit n'en comprend que bien imparfaitement le mode d'action, du moins ne peut-il en nier la réalité.

Or, entre les maladies infectieuses et les maladies venimeuses, entre les maladies de cause rationnellement saisie par l'esprit et les maladies de cause matériellement perçue par les sens, se placent les maladies *virulentes*. En effet, elles ont des maladies venimeuses, la cause matérielle, aux propriétés organoleptiques, laquelle est un *virus;* et elles ont des maladies infectieuses ce caractère en commun de s'engendrer parfois en vertu d'un acte spontané de l'organisme et de sévir fréquemment sous la forme épidémique.

D'ailleurs, entre la maladie la plus nettement infectieuse et la maladie la plus franchement virulente existe un vaste hiatus; mais, sur les confins de ces divisions systématiques, on observe des espèces aux caractères mixtes, qui servent de transition et comblent l'hiatus. Nous verrons, en effet, qu'il est certaines espèces morbides dont les nuances vont s'atténuant par dégradations insensibles, maladies *incertæ sedis*, devant lesquelles le nosographe hésite et qui justifient notre première épigraphe : *Natura non facit saltus.*

D'un autre côté, l'observation nous apprend que, par cela qu'elle vit, la matière est exposée à des perturbations de fonctions; et que l'identité des causes peut, en vertu de la différence des organismes, produire l'analogie des maladies. Or de même que, dans l'immense série des êtres et sous la diversité apparente des formes se cache l'unité de composition organique, que révèle l'anatomie comparée; ainsi dans l'immense série des maladies existent des unités de plans morbides, que sait découvrir la pathologie comparée.

Placé au sommet de l'échelle anatomique des êtres par la

complexité et la perfection de ses appareils, l'homme est également placé au sommet de l'échelle nosologique par le
nombre de ses maladies. Le plus parfait de tous les êtres
vivants, dont il résume en soi la structure et les aptitudes, il
est habile à contracter les maladies engendrées par des organismes inférieurs, qui ne jouissent pas à un égal degré de la
même réciprocité morbide.

Il importe donc de faire disparaître de la science des bar-
rières qui n'existent pas dans la nature, de rechercher dans
les conditions d'existence des animaux la cause des fléaux
qui les frappent, puis frappent l'homme à son tour, et, par
l'étude comparée des maladies animales et des maladies
humaines, de fonder définivement une pathologie vraiment
générale.

II

ÉTYMOLOGIE. — Le mot *virus*, dont on ignore au juste l'origine, dérive peut-être de *vis, vires*; on ne peut, en effet,
séparer de l'idée de virus celle d'une force intime dont la
présence est affirmée par d'incontestables effets.

Les anciens ne faisaient aucune distinction entre les poi-
sons, les venins et les virus. Nous ne voyons même apparaître
d'abord ce dernier mot que dans les auteurs étrangers à la
médecine; si toutefois on peut considérer comme tels les
poëtes anciens, ces vastes génies également versés dans l'é-
tude des sciences et des arts de leur époque, et sur l'imagi-
nation desquels devait puissamment agir le merveilleux d'une
transmission dont ils s'efforçaient de matérialiser l'agent.

III

APERÇU HISTORIQUE. — Sans vouloir évoquer la question d'origine de la syphilis, on peut rappeler la mention faite par Moïse dans le Lévitique du *fluxus seminis*, affection assez contagieuse pour que l'on se crût obligé de briser le vase que le juif contaminé avait touché de ses lèvres.

Les sinistres effets du virus rabique devaient fortement exciter l'attention des poëtes, aussi trouvons-nous dans Homère[1] et dans le comique Ménandre une mention assez claire de la rage.

Il est parlé plusieurs fois des *charbons* dans Hippocrate[2]. Ils sont présentés comme épidémiques, mais on ne trouve mentionnée dans aucune partie des écrits hippocratiques la *contagion* proprement dite, et il est impossible d'assimiler l'idée du *quid divinum*, du τὸ θεῖον, à celle de virus, qui implique nécessairement l'existence d'un rapport de contact.

Aristote, dans ses *Problèmes* (7e et 8e), parle de maladies qui se gagnent par le contact, et il s'étonne qu'un homme sain devienne malade en touchant un homme mal portant, alors qu'un homme malade ne guérit pas en touchant un homme sain. Puis, dans son *Histoire des animaux* (IX, 22), il dit positivement que la rage se communique du chien aux autres animaux, mais non pas à l'homme. (On prétendrait même que la rage humaine n'aurait apparu à Rome que du temps de Cicéron.)

Virgile[3] a signalé, en termes non douteux et le premier

---

1. *Iliade*, VIII, 299.
2. *Épid.*, II et III.
3. *Géorg.*, III, 479.

peut-être, la transmission des affections charbonneuses des animaux à l'homme.

Tite-Live, bien qu'il parle de l'influence du contact sur le développement d'une affection qui ravageait le camp de Marcellus, n'a évidemment en vue qu'une maladie infectieuse.

Celse est le premier auteur médical où nous trouvions mentionné le mot *virus*[1], et cela à propos d'une maladie essentiellement virulente, la rage. Mais il est vrai d'ajouter qu'il accorde à toute morsure son virus.

Pline recherche avec soin l'époque d'apparition à Rome de certaines maladies contagieuses; il insiste particulièrement sur le charbon.

Nous trouvons dans Columelle de curieux détails sur les maladies contagieuses des troupeaux; mais il emploie le mot virus pour désigner les miasmes paludéens.

Arétée croit qu'il suffit de respirer l'haleine d'un chien enragé pour devenir hydrophobe.

Galien, dans son traité *De locis affectis*, nous apprend que la salive d'un homme enragé peut, en touchant le corps d'un homme sain, lui donner la rage. Malheureusement, Galien vient détruire toute l'importance de son observation en comparant le phénomène morbide à l'influence de l'aimant sur le fer. Dans son *De differentiis febrium* (I, 3), il dit que l'ophthalmie se gagne par la fréquentation.

Cælius Aurelianus a laissé un chapitre très-curieux sur la rage dans son *Traité des maladies aiguës*; l'état de la science à cette époque y est parfaitement exposé. Il y discute les arguments mis en avant pour ou contre la nouveauté de la rage.

Végèce désigne la morve et le farcin sous le nom de *malleus*.

Est-il besoin de rappeler que c'est aux Arabistes que nous devons la connaissance de la variole? Rhazès parle de la contagion des pustules. Avicenne décrit la contagion de certains

---

1. Les poëtes s'en servaient déjà :

Ille malum virus serpentibus addidit atris. (VIRGILE.)

apostèmes putrides qui paraissent être une manifestation de la morve.

Puis il se fait dans l'histoire de la science une vaste lacune, qui bientôt peut-être sera comblée, et nous arrivons ainsi au seizième siècle, époque où l'apparition de la syphilis, par l'émotion qu'elle provoque, va diriger l'attention médicale vers l'étude des maladies virulentes.

Fracastor étudie les divers modes de contagion et divise les maladies en contagieuses et en non contagieuses. Les anti-contagionistes ne pouvaient pas manquer, exagérant en sens inverse, de nier la contagion des maladies là même où ce mode de transmission n'était pas niable. Ainsi pour Jérôme Perlinus, la variole n'est pas contagieuse; la syphilis et la rage ne le sont que par accident.

Cependant l'idée de contagion ne devait pas périr ni l'idée connexe de virulence s'oublier. Sauvages consacre aux affections virulentes une division spéciale de sa *Nosologie méthodique* à la suite des *Maladies venimeuses*.

Puis la notion de virulence disparaît un moment, éclipsée par des théories avec lesquelles elle est inconciliable. En effet, que peut être un virus, c'est-à-dire un liquide altéré, pour le nervosisme de Cullen, le dichotomisme de Brown et le solidisme de Pinel, qui professait à l'égard des théories humorales une horreur si peu déguisée? Que peut être un virus pour Broussais, cet homme de génie qui faisait de l'irritation le *locus standi* de sa doctrine, et qui n'hésitait pas à nier ce qui tenait sa doctrine en échec?

Mais après ces grands soulèvements qui ne révolutionnent la science que pour créer des époques nouvelles, on voit de savants explorateurs recommencer leurs recherches patientes.

Les uns envisagent les maladies virulentes dans leurs rapports avec la nosographie, les autres avec l'hygiène ; d'autres encore, et ce ne sont ni les moins laborieux ni les moins utiles, se préoccupent des questions de détail.

M. Dubois, d'Amiens, formule à propos des maladies contagieuses une théorie que nous verrons reproduite sous une forme peu différente par MM. Littré et Robin : les maladies sont contagieuses sans germe (ou virus) ; le mucus, le sang pouvant jouir de propriétés contagieuses par le seul fait d'un *changement de proportion dans les éléments* de ces liquides[1].

M. Bouillaud n'admet pas une grande différence entre la contagion et l'infection.

M. Piorry place les virus dans la même classe que les miasmes, et les désigne collectivement sous le nom d'*agents toxiques* inconnus chimiquement.

« La propriété de se reproduire après avoir communiqué une maladie de même nature que celle qui les avait produits, est le principal caractère des virus[2]. »

M. Monneret, dans son *Traité de Pathologie générale*, établit une distinction capitale entre les maladies virulentes et miasmatiques : la propriété, pour les premières, d'être inoculables.

M. Michel Lévy consacre à la prophylaxie des maladies virulentes d'importantes parties de son ouvrage[3].

Investigateur infatigable autant que sagace, M. Rayer fait, sur l'affection morveuse, en dépit des vétérinaires, des recherches qui ne profitent pas moins à la vétérinaire qu'à la médecine humaine, et qui inaugurent l'ère de la pathologie comparée (1837).

Désormais la voie est ouverte, où vont s'engager, guidés et soutenus par de savants conseils, M. Vigla (1839), M. Tardieu (1843) et tant d'autres, élèves alors, maîtres maintenant.

Qu'il me soit permis, avant de terminer ce rapide aperçu, de mentionner la thèse de M. Bouchut sur les *maladies virulentes* (1847), les remarquables travaux des professeurs de

1. *Traité de pathologie générale*, p. 71.
2. *Traité de pathologie iatrique*, t. I, p. 513.
3. *Traité d'hygiène publique et privée.*

l'École d'Alfort et surtout l'excellente publication de MM. Bouley et Reynal [1].

J'ai voulu poursuivre à travers les âges la notion des maladies virulentes et non citer tous les auteurs qui se sont occupés de ce sujet. Je n'ai pas parlé de Hunter, de Jenner, de Sacco, des vétérinaires allemands, qui ont si patiemment approfondi certaines parties de leur science, la peste bovine, par exemple, et dont le nom sera cité dans le cours de ce travail. Enfin, je n'ai pas parlé davantage de Canstatt et de Schmidt, dont les recueils sont si riches en faits de détail. Les faits ne m'ont pas manqué ; à la pénurie d'autrefois a succédé la profusion d'aujourd'hui, et j'ai dû plutôt soigneusement choisir que laborieusement chercher.

IV

DÉFINITIONS. — *Les maladies virulentes sont des maladies générales,* TRANSMISSIBLES *par contagion ou par inoculation à l'aide d'un produit de sécrétion provenant d'un organisme malade, et susceptible de reproduire dans un organisme sain une* MALADIE SEMBLABLE *à celle qui lui a donné naissance.* — *En général, une première atteinte de maladie virulente crée l'*IMMUNITÉ *pour cette même maladie.*

Le produit de sécrétion se nomme *virus.*

Reprenons chacun des termes de cette définition.

[Les maladies virulentes sont des maladies *générales*] en ce sens qu'elles frappent tout l'organisme ;

[Elles sont *transmissibles*], c'est-à-dire contagieuses, soit par contact médiat, soit par contact immédiat ou inoculation.

[Transmissibles par un produit de sécrétion provenant *d'un organisme malade*], condition essentielle et qui diffé-

1. *Nouveau dictionnaire de médecine vétérinaire,* 1856-1862.

rencie de suite le virus du venin, lequel est un produit de sécrétion physiologique et provient d'un organisme sain (par exemple, le venin de la vipère).

[Produit de sécrétion susceptible de reproduire dans un organisme sain une *maladie semblable* à celle qui lui a donné naissance], reproduire une maladie semblable est ce qui caractérise le virus, qui le fait ce qu'il est, c'est à savoir une espèce de semence morbifique.

[Une première atteinte crée l'*immunité*] (voir plus loin, p. 71).

Un VIRUS est *un liquide spécifique, un et toujours identique à lui-même*.

Tout virus se présente à nous sous la forme d'un produit de sécrétion physiologique (salive de la rage) ou pathologique (lymphe de la vaccine, pus de la syphilis); mais il importe de distinguer ici le *véhicule* d'avec le virus. Le véhicule c'est la salive, la lymphe, le pus, c'est ce que nous voyons; le virus c'est ce que nous ne voyons pas; c'est ce que ni les réactifs les plus sensibles de la chimie, ni les grossissements les plus puissants du microscope, ne nous font pas découvrir; c'est ce je ne sais quoi qui donne au véhicule sa qualité, qui en fait une matière *virulente*.

Nous ne connaissons donc que des matières virulentes, agents matériels de transmission morbifique, nous ne connaissons pas les virus; ou plutôt nous les connaissons quant à leurs effets, sans savoir ce qu'ils sont quant à leur nature.

Ainsi les matières virulentes sont un véhicule plus un virus.

Or, il en est des matières virulentes comme des graines, auxquelles on les a comparées; elles se composent d'un substratum commun et d'une substance spécifique. Le seul réactif des matières virulentes, qui fasse apparaître aux yeux leur nature, c'est l'organisme vivant; comme le seul réactif de la graine, c'est le terrain qui le supporte.

L'étude des maladies virulentes implique donc la notion du *virus*, que nous ne connaissons pas; de la *matière virulente*, qu'il nous est donné de voir, et du *support vivant*, qui nous en fait connaître la nature.

Parmi les maladies virulentes il en est dont les propriétés sont incontestables, tandis qu'il en est d'autres où elles sont au moins douteuses : aussi la classification admise par M. Bouchut est-elle assez rationnelle. Il reconnaît : 1° des maladies *essentiellement virulentes*; 2° des maladies *virulentes douteuses*; 3° des maladies *pseudo-virulentes*.

D'ailleurs les virus, tout à la fois produit et cause de ces maladies, sont d'origine humaine ou animale. De sorte qu'il est fort naturel de classer ces maladies sous la rubrique de maladies virulentes d'*origine humaine*, et maladies virulentes d'*origine animale*. On a ainsi :

I. Maladies essentiellement virulentes.

1° *Maladies virulentes d'origine humaine :*
a. variole; *b.* rougeole; *c.* scarlatine; *d.* syphilis.

2° *Maladies virulentes d'origine animale :*
a. rage; *b.* cow-pox; *c.* clavelée; *d.* eaux aux jambes; *e.* morve et farcin; *f.* charbon et pustule maligne; *g.* typhus du gros bétail; *h.* maladie aphtheuse.

3° *Maladies virulentes d'origine humaine et animale.*
Maladies charbonneuses.

II. Maladies virulentes douteuses.

a. peste; *b.* typhus; *c.* fièvre typhoïde; *d.* suette; *e.* diphthérie; *f.* coqueluche.

III. Maladies pseudo-virulentes.

a. blennorrhagie; *b.* ophthalmie purulente; *c.* pian, etc. [1].

M. le professeur Monneret n'admet comme maladies virulentes que celles qui sont incontestablement inoculables. Ainsi, chez l'homme, 1° la variole; 2° la vaccine; 3° la syphi-

1. Bouchut, *Thèse de concours*, p. 24, 1847; et *Traité de pathologie générale*, p. 121, 1857.

lis, 4° la rage, 5° la morve, 6° le farcin, 7° le charbon ou pustule maligne, 8° l'infection septique ou par piqûre anatomique (?). On voit que la rougeole et la scarlatine ne figurent
pas dans cette classification.

Le même professeur sépare nettement des maladies virulentes : 1° la blennorrhagie urétrale, 2° la blennorrhagie
oculaire, 3° l'ophthalmie purulente, 4° la diphthérie, qui sont
contagieuses seulement et ne sont pas inoculables. Elles sont
évidemment spécifiques, mais ne sont pas virulentes, dans le
sens où l'entend M. Monneret, qui admet l'inoculabilité
comme *criterium* de la virulence. Enfin ce professeur éloigne
très-catégoriquement du cadre des maladies dont nous par-
lons la peste, la fièvre jaune, la fièvre typhoïde, le typhus, la
dyssenterie et la coqueluche. Au fond, il n'y a pas désaccord
entre la classification de M. Monneret et celle de M. Bouchut :
seulement là où M. Bouchut doute encore, M. Monneret rejette.

Les maladies virulentes propres à l'homme sont plus nombreuses que celles qui sont propres à une espèce animale en
particulier, bien que le nombre des maladies virulentes
d'origine animale l'emporte sur celui des maladies d'origine
humaine. Mais, par un fâcheux privilége, qu'il doit peut-être
à la perfection même de son organisme, — lequel représente
en quelque sorte la somme des aptitudes des organismes inférieurs, — l'homme peut contracter un certain nombre des
maladies à virus animal et se les assimiler si bien, qu'il les
peut transmettre aux individus de son espèce comme à ceux
de l'espèce qui les lui avait données. Ainsi le charbon, la
morve, la rage, le cow-pox, lui sont incontestablement inoculables; et ces mêmes maladies communiquées à l'homme
sont transmissibles de celui-ci aux animaux d'où elles dérivent. Quant à la clavelée, aux eaux aux jambes, à la péripneumonie bovine épizootique, à l'affection cholériforme des
poules, et à quelques autres encore, elles n'ont pas été transmises à l'homme jusqu'ici, au moins d'une façon qui ne soit
pas douteuse.

V

Des virus. — Si l'on admet volontiers aujourd'hui l'existence des virus, il n'en a pas toujours été ainsi. Récemment encore, à l'époque où la doctrine de l'irritation régentait d'une manière presque absolue la médecine en France, ses partisans, trouvant dans la théorie des virus une véritable pierre d'achoppement, supposèrent que le chancre et tous les accidents de la vérole n'étaient qu'un mode spécial d'irritation inflammatoire, qui tendait à se répéter par sympathie ou par identité de tissus ou de fonctions dans un grand nombre d'organes. Ils niaient ainsi l'existence des virus et des maladies générales les mieux caractérisées. Le seul service qu'ils aient rendu, et il est incontestable, c'est d'avoir montré que le travail inflammatoire, simple ou ulcéreux, a une part non douteuse dans la production des symptômes propres au chancre, à l'adénopathie et aux manifestations diverses de l'affection syphilitique.

Nous avons déjà dit que nous ne connaissions que des matières virulentes, c'est-à-dire un véhicule, plus une substance inconnue à laquelle on attribue la propriété de rendre la matière virulente, et qui est le virus. Dans la manière de voir de MM. Littré et Robin, il n'est pas besoin d'admettre cette inconnue, juxtaposée en quelque sorte à la matière, le virus étant pour eux « les *substances organiques* d'une humeur quelconque ayant subi par *catalyse isomérique* une modification telle que, sans que les caractères physico-chimiques soient notablement changés, elles jouissent de la propriété de transmettre la modification acquise, aux substances organiques [vivantes] avec lesquelles elles sont mises en contact[1]. » Ainsi la propriété virulente serait due à un simple changement moléculaire. Cette idée est assez semblable à celle qu'avait antérieurement émise M. Dubois, d'Amiens, et c'est là une vue de l'esprit dont la portée n'échappera à personne.

Un virus est nécessairement soluble; c'est là sa condition essentielle d'absorption. Les liquides animaux qui le dissolvent le mieux sont vraisemblablement la sérosité du sang ou du pus.

Si le pus n'est pas le moyen exclusif de transmission du virus, il en est au moins le véhicule le plus ordinaire. Mais, dans ce cas, il n'offre rien dans ses propriétés physiques qui puisse le faire distinguer des autres espèces de pus. Il est tantôt blanc, épais, crémeux; tantôt séreux, sanieux et rougeâtre. La phlegmasie qui produit le pus donne en même temps naissance, par spécificité, à la matière virulente; mais il ne faut pas croire qu'on puisse diviser en deux périodes distinctes, celles de virulence et de non-virulence, la durée de ce travail morbide local. Rien ne serait moins vrai ni plus dangereux. Il ne serait pas bon de considérer l'inflammation vive, le phagédénisme, la gangrène et la diphthérite de l'ulcère syphilitique comme étant susceptibles de mettre fin à la sécrétion spécifique et de faire disparaître la virulence.

Les faits incontestables de contagion médiate des maladies virulentes ont fait admettre l'existence de virus *volatils*, par opposition aux virus *fixes*, qui n'agissent qu'au contact. Au fond, il n'y a probablement là qu'une manière d'être différente d'un même virus (variole).

1° *Voies d'introduction des virus.* — Il est évident que l'ab-

1. *Dict. de Nysten*, édit. Littré et Robin; p. 1516. 1858.

sorption d'un virus ne peut s'effectuer que par un point de la périphérie de l'organisme, c'est-à-dire par une membrane de rapport (peau ou muqueuse). Par la peau, l'absorption a ordinairement lieu après dénudation du derme ou déchirure des capillaires; cependant elle s'opère dans des cas assez rares sans dénudation préalable et à la suite d'une simple imbibition de la peau (sang d'un animal charbonneux). L'imbibition seule suffit à l'absorption pour les membranes muqueuses : il y a là un phénomène d'endosmose. Ainsi les virus syphilitique, rabique, morveux sont susceptibles d'être absorbés par les membranes buccale, nasale, oculaire, etc. C'est bien plus vraisemblablement encore par une de ces membranes ou par celle qui tapisse les voies respiratoires que s'introduit dans l'organisme le virus volatil de la variole ou de la rougeole, dans le cas de contagion médiate.

En général, et malgré les avis les plus contradictoires, l'action digestive neutralise et rend impuissants les virus les plus actifs; les animaux se nourrissent impunément des débris d'animaux morveux ou charbonneux. Les exceptions à cette loi peuvent dépendre d'une solution de continuité de la bouche ou des parties des voies digestives situées au-dessus de l'estomac. Cependant on signale dans les États d'Indiana, de l'Illinois et du Tennessee, une affection enzootique assez peu connue, dont le virus peut être absorbé par la muqueuse gastrique : c'est la « maladie du lait » (*milk-sickness*). Le lait et la chair des vaches recèlent l'élément virulent; les personnes qui font usage du lait, du beurre, du fromage, les chiens qui consomment la viande, contractent la maladie, qui est presque toujours mortelle[1].

Une importante question d'hygiène publique a été soulevée à propos du charbon des animaux, qui a été parfaitement discutée par MM. Renault et Reynal. Faut-il ou non

---

1. Bouley et Reynal, *op. cit.*, t. IV, p. 325.

livrer à l'alimentation de l'homme les viandes provenant des animaux charbonneux?

« Dans une excursion que nous avons faite dans la Beauce en 1850, disent-ils, nous avons vu à Sourds, village situé près de Chartres, un clos d'équarrissage où on exploite annuellement 1000 à 1200 animaux de différentes espèces. Les ouvriers se nourrissent toute l'année de cette viande, ils en distribuent aux personnes du village et jamais, d'après l'assurance qui nous a été donnée, il n'est survenu d'accidents.

« Ces faits sont de notoriété publique : ils sont connus de l'autorité, sans que jamais elle ait songé à les empêcher ou à leur appliquer les règlements sanitaires.

« Si, après l'alimentation de l'homme, on examine l'alimentation des carnivores, on voit que très-souvent les bergers et les équarrisseurs donnent à manger à leurs chiens les débris encore chauds d'animaux morts du charbon, sans porter la moindre atteinte à leur santé.

« Au Jardin des Plantes, les animaux de la Ménagerie sont impunément nourris avec de la chair provenant des bœufs, des vaches, etc., atteints de cette maladie.

« Divers expérimentateurs, entre autres Barthélemy aîné et M. Renault, ont fait consommer sans danger par les chiens et par les cochons des viandes charbonneuses. Nous-même nous avons donné plusieurs fois des rates de moutons affectés de sang de rate sans déterminer le moindre accident.

« Si donc il était possible de conclure du chien à l'homme, on pourrait dire que puisque les carnivores peuvent consommer sans inconvénient la chair d'animaux charbonneux, il doit, *a fortiori*, en être de même pour l'homme qui n'en fait usage qu'après l'avoir soumise à l'action du feu, destructeur par excellence de tout principe virulent[1]. »

L'*absorption* des virus s'accomplit avec une extrême rapidité : on sait les expériences de Barry (1825), Laennec, Adelon, Pariset, Andral, sur l'absorption du virus vaccin, faites à l'aide de ventouses. Plus récemment M. Martin, interne à l'hospice Saint-Lazare, en a fait de plus curieuses encore ; il appliqua du caustique de Vienne sur les piqûres d'inoculation quelques minutes après les avoir pratiquées, et cette cautérisation profonde, qui empêcha l'apparition des pustules vaccinales, ne prévint pas l'absorption, ainsi que le démontra l'immunité

1. *Op. cit.*, p. 550.

acquise par le sujet, sur lequel une nouvelle inoculation de vaccin ne put réussir. Des lavages à l'ammoniaque et l'application permanente de compresses trempées dans le même liquide, enfin une cautérisation pratiquée une heure après, ne purent s'opposer à l'absorption du virus rabique[1].

2° *Mode d'action des virus.* — On peut dire avec M. le professeur Monneret[2] que ce mode d'action dépend : 1° du poison lui-même, 2° de l'organisme qui le fournit, 3° de l'organisme qui le reçoit.

1° Le virus peut être modifié par l'action des agents physiques et chimiques, cela est évident : une température trop élevée peut altérer profondément et le véhicule et le virus; au contraire, une basse température, quand elle n'est pas portée trop loin, le conserverait plutôt. Les acides, les alcalis, le chlore, les chlorures, etc., détruisent la matière animale et par conséquent le virus. Il en est ainsi de la fermentation cadavérique, et pour la même raison. Ajoutons enfin que le mélange du virus avec du pus, de la bile, des matières fécales, en diminue ou en anéantit l'énergie.

2° Le virus peut encore s'altérer par le fait de sa transmission successive : en principe, un virus est d'autant plus actif qu'il vient d'être spontanément engendré (rage, morve, charbon); son action s'atténue par le fait de générations successives, et d'autant plus que les organismes qui l'ont élaboré sont différents de celui où il avait spontanément pris naissance.

Le virus charbonneux en changeant d'espèce animale, perd souvent la propriété de se transmettre. Ainsi, d'après Roche-Lubin, le porc résiste à l'inoculation du sang puisé sur des animaux d'espèce différente; MM. Renault et Reynal ont également constaté, dans plusieurs circonstances, que le virus de la vache morte du charbon ne s'inoculait ni au cheval ni au mouton.

---

1. Bergeron, *Archiv. de méd.*, février 1862, p. 138.
2. *Pathologie générale*, t. II, p. 82.

Par exemple encore, le vaccin donne de nos jours des pustules moins volumineuses, des cicatrices moins profondes et moins étendues, et préserve moins efficacement et pour moins longtemps qu'à l'époque où Jenner l'avait puisé à sa source originelle. Ainsi, introduction d'un virus dans un organisme auquel il est étranger, transmission successive de cet organisme à d'autres semblables, affaiblissement graduel : voilà les faits.

Le même affaiblissement a été signalé par M. Renault pour le virus rabique. De leur côté, MM. Bouley et Mignon professent qu'il est moins actif chez les herbivores que chez les carnivores.

Si l'on compare l'action d'un virus propre à l'homme à cette défaillance des virus d'origine animale par leur passage à travers des organismes humains, quelle différence on constate ! Ainsi la variole qui frappe des individus non vaccinés présente les mêmes symptômes, suit la même marche, revêt la même gravité qu'à l'époque reculée où, pour la première fois, la décrivit Rhazès.

Certes, la propagation de la vaccine a rendu les épidémies plus rares et moins meurtrières, en soustrayant au poison les tributaires de son action ; mais ceux que la vaccine n'a pas touchés sont frappés aujourd'hui comme ils le furent il y a huit cents ans. C'est un point incontestable en ce qui concerne les allures actuelles de la variole éclatant sur un support apte à la contracter.

On a dit avec raison que la syphilis était moins grave de nos jours qu'au temps de Fracastor ; mais n'y a-t-il pas là action combinée d'une hygiène meilleure et d'un traitement mieux institué ?

Révivification du virus vaccin. — Le fait de la dégénération d'un virus par sa transmission à des organismes étrangers devait nécessairement conduire à l'idée « de retremper le vaccin en l'inoculant à des vaches ; mais les recherches de M. Bousquet ont prouvé qu'il n'acquiert pas une nouvelle énergie en passant par la vache et que celle-ci le rend tel qu'elle l'a reçu. » (Michel Lévy.) Une expérience récemment faite par MM. Rayer et Depaul tendrait même à prouver que la vache peut ne pas le rendre tel qu'elle l'a reçu, puisque le vaccin puisé chez un enfant ne put, après avoir passé par l'organisme d'une vache, se transmettre à un autre enfant. (Voy. *infra*, p. 26.)

3° Un virus peut être modifié dans sa puissance morbifique par l'organisme qui le reçoit, nous venons de le voir ; mais peut-il être modifié dans sa forme symptomatique au point de constituer une maladie nouvelle ? Le fait a été affirmé.

Assurément en passant d'un organisme où il est autochthone à un autre où il est étranger, un virus se trouve en présence d'une force de résistance et d'une vitalité différentes, et l'on conçoit que, l'un des facteurs changeant, le produit soit modifié. Or, la pathologie comparée nous apprend que les maladies virulentes d'origine animale se transmettent dans leur forme symptomatique non-seulement à l'homme dont nous savons la fâcheuse aptitude, mais encore à beaucoup d'autres animaux ; et que si parfois cette forme symptomatique varie, la modification est plus apparente que réelle. Ainsi, en premier lieu, Hardwicke[1] rapporte « qu'un chat, qui dormait habituellement dans la mangeoire d'une jument atteinte de morve chronique, tomba lui-même malade. On s'aperçut que ses yeux et son nez coulaient, et qu'il éternuait souvent. La face devint si enflée qu'il ne pouvait plus voir. »

Le docteur J. R. Brusch cite également le fait de trois chats qui ont été victimes de la contagion. Un chevreau, inoculé par M. Renault avec le virus de la morve aiguë du cheval, mourut après avoir présenté les signes et les altérations de la morve chronique[2]. M. Saussier s'est livré avec M. Leblanc, à une série d'expériences faites sur différents animaux avec du pus et du sang provenant d'un palefrenier mort de morve aiguë, à l'Hôtel-Dieu[3]. Deux surtout sont remarquables : elles ont trait à un chien et à un lapin,

---

1. *Compte rendu de l'École vétérinaire de Dresde*, Leipsick, in-8°, art. 5, p. 175.
2. *Bulletin de l'Acad. de méd.*, 25 janvier 1841.
3. *L'Expérience*, t. V, p. 392.

qui offrirent tous les signes de la morve farcineuse chronique la mieux caractérisée[1].

La maladie passe donc du type aigu au type chronique ou réciproquement; mais elle ne change pas de nature.

La rage elle-même ne fait pas exception. Cette étrange maladie, qui trouble les fonctions sans léser les organes, qui, presque seule, ne se transmet pas par un produit de sécrétion pathologique, le pus, mais par un produit de sécrétion physiologique, la salive, se traduit par des phénomènes variables quant aux espèces animales affectées, analogues cependant quant à leur essence nosologique, ce sont toujours et chez tous des troubles de l'innervation ; mais, chez tous et toujours, la salive est le véhicule du virus. Si, par exemple, le cheval, pour lequel l'action de mordre est assez naturelle à l'état de santé, mord, comme le chien, tout ce qui l'approche pendant l'accès rabique, et se dévore lui-même partout où il peut s'atteindre, il n'en est pas ainsi des ruminants qui ont surtout de la tendance à frapper avec les défenses de la tête. On sait encore que si, chez tous les animaux enragés, la maladie commence par une exaltation singulière et toujours furieuse, que si, chez tous, elle se termine par la mort, celle-ci n'arrive chez le cheval et les ruminants qu'après avoir été précédée de la paralysie. Mais d'ailleurs il n'est pas jusqu'au chien lui-même qui ne présente deux variétés de rage; car la rage *mue* est principalement caractérisée dès le début par une paralysie des muscles de la mâchoire inférieure. Ainsi le chien modifie déjà la rage dans son propre organisme, d'où cependant elle est originaire; et, dans la modification qu'il lui imprime, on reconnaît en germe ce que la maladie pourra devenir chez d'autres animaux : la paralysie partielle de la rage mue fait songer à la paralysie terminale de la rage équine ou ovine.

La modification symptomatique est plus marquée pour le

---

1. Tardieu, *De la morve et du farcin chroniques*, thèse inaugurale, p. 57.

farcin de l'homme, qui, « dans ses symptômes les plus évidents, ne ressemble pas au farcin du cheval. Chez l'homme, c'est un véritable état purulent, qui n'existe généralement pas chez le cheval [1]. »

3° *Les virus peuvent-ils se transformer ?* — Cette transformation a été admise par Jenner, et vaut bien qu'on la discute : elle touche, en effet, à un point fondamental de pathologie générale : l'immuabilité des types morbides.

Jenner, toujours inspiré par le génie de l'induction qui lui avait fait découvrir la vaccine, avait cru trouver dans une maladie assez obscure du cheval, les eaux aux jambes (*the grease*), la source originelle du cow-pox. Il pensa d'abord que, pour prévenir efficacement la variole, le virus du cheval devait passer par l'organisme de la vache, et déclara plus tard que ce passage n'était pas nécessaire.

Chose étrange ! les assertions de l'illustre inventeur étaient purement hypothétiques. Les expérimentateurs vinrent à la suite.

Ainsi Tanna, affirma avoir produit le cow-pox par l'inoculation du grease sur le pis d'une vache. Coleman alla plus loin : il détermina l'apparition du cow-pox, et le liquide de ce cow-pox produisit des boutons vaccinaux sur trois personnes. Le docteur Loy inocula cinq vaches avec la matière des eaux aux jambes : toutes cinq offrirent une éruption de cow-pox qui servit à vacciner avec succès un certain nombre d'enfants ; d'autres expériences furent négatives. De cette absence d'identité dans les résultats, Loy conclut qu'il y a deux espèces d'eaux aux jambes ; une locale ; l'autre accompagnée de symptômes généraux. Viborg arriva aussi à des résultats confirmatifs de l'opinion émise par Jenner : la matière des eaux aux jambes inoculée détermina le cow-pox ; mais la contre-épreuve ne fut pas faite.

Steinbeck et Kahlert obtinrent les deux termes du problème.

Parmi ces faits affirmatifs, il importe donc d'établir une distinction radicale entre ceux où le point de départ est certain et ceux où les expérimentateurs ne se sont appuyés que sur des probabilités : il faut ensuite distinguer les expériences complètes, c'est-à-dire celles qui renferment les deux termes de la question (je veux dire l'inoculation du grease produisant le cow-pox, et l'inoculation du cow-pox produi-

---

1. **Tardieu**, Thèse citée, p. 19.

sant la vaccine), des cas plus nombreux où nous sommes en face d'une expérience tronquée. Les seuls faits complets sont ceux de Coleman, du docteur Loy, de Steinbeck et Kahlert.

Voyons maintenant les résultats négatifs : Woodville, Simmons, le docteur Loy, dans une première série d'expériences, Sacco, n'ont obtenu aucun des termes de la question ; il en est de même de MM. Bousquet et Leblanc, de MM. Fiard, H. Bouley, Lafosse, de Toulouse, Holl. M. Reynal a fait plus de cent inoculations d'eaux aux jambes sans aucun résultat.

Tenant le milieu, pour ainsi dire, entre les expériences négatives et positives, nous trouvons celles où l'un des deux termes de la question a été seul élucidé. Telles sont celles de Tanna, Viborg, Hertwig, Bremer, MM. Pichot et Manoury.

MM. Leblanc et Depaul ont institué en commun une série d'expériences. Deux inoculations faites sur des vaches, l'une avec du liquide d'eaux aux jambes aiguës, l'autre avec du liquide d'eaux aux jambes chroniques, ont donné un résultat complétement négatif. Six inoculations furent pratiquées sur des enfants avec le liquide des eaux aux jambes : toutes furent sans résultat. M. Reynal, de son côté, ne put obtenir aucune pustule de cow-pox sur 51 cas d'inoculation d'eaux aux jambes à des vaches. Avec ce même liquide, M. Depaul n'obtint rien sur lui-même, ni sur des enfants.

Que conclure de ces expériences contradictoires ? En face de l'insuccès complet, constant, de toutes les expériences les plus récentes et faites par les observateurs les plus consciencieux, ne faut-il pas croire que quelque erreur s'est glissée dans la méthode expérimentale, surtout si l'on considère que les premières tentatives remontent à l'introduction de la vaccine[1] ?

Les hypothèses métamorphiques qu'on a faites à propos du cow-pox, on les a répétées à propos de la clavelée, cette variole du mouton.

Suivant quelques auteurs, elle proviendrait d'une maladie éruptive pustuleuse dont les dindons sont souvent spontanément atteints. Cette assertion s'appuie surtout sur un fait de coïncidence, à savoir que, dans les contrées où on se livre en grand à l'élève de ces volatiles, la clavelée est fréquente sur les moutons.

1. Comparez DEPAUL, *Rapport à l'Académie*, 1857; — STEINBRENNER, *Traité de la vaccine;* — BOUSQUET, *De la vaccine et des éruptions varioleuses;* — et la dernière discussion à l'Académie (1862).

Mais cette théorie doctrinale et l'assertion qui l'appuie sont précisément contredites par l'observation, qui démontre que la clavelée n'est pas plus commune, dans les contrées où l'on élève ces oiseaux, que dans les autres[1].

Quelques auteurs encore, et cela sans preuve aucune, font dériver la clavelée, comme la vaccine, comme la variole, de la matière équine du grease.

Les hypothèses métamorphiques ne se sont pas arrêtées là. Guidés par l'analogie d'aspect, un certain nombre d'observateurs ont essayé d'inoculer la variole à la vache.

D'abord Coleman, Ring, Sacco, Numann, Fiard, Bousquet, Dalton ne sont arrivés à aucun résultat. Le premier, Gassner a obtenu sur onze vaches des pustules analogues au cow-pox, pustules dont le liquide inoculé à des enfants leur aurait donné la vaccine (1807). — Le docteur Thiele, de Kasan, a obtenu le même résultat. Steinbrenner a essayé deux fois et deux fois il a échoué.

Des expériences qui précèdent, en les admettant pour exactes, il résulterait que la variole peut prendre chez la vache. Mais peut-elle se transformer en vaccine? C'est là une question très-douteuse. On sera toujours en droit d'objecter aux partisans de l'identité de ces deux virus le fait si fréquemment observé du développement simultané ou successif des deux maladies (variole et vaccine) chez un même individu; ce qui prouve la non-immunité, par suite le non-antagonisme, et par suite, enfin, la non-identité (voy. *Immunité*).

En résumé, de cet ensemble de considérations et d'expériences, on est autorisé à conclure que, « dans l'état actuel de la science, il n'est pas plus permis de croire à la transformation des virus qu'à celle des espèces morbides. »

M. le professeur Depaul qui se propose de rechercher si le virus varioleux est susceptible de se transmettre aux animaux et si, modifié

---

1. BOULEY et REYNAL, *Dict. cité*, t. III, p. 695.

par son élaboration dans des organismes différents, il ne serait pas le point de départ de la clavelée et du cow-pox, M. Depaul, dis-je, a entrepris une première série d'expériences qui consistent à inoculer le virus vaccin de l'espèce humaine à des animaux autres que la vache, et d'inoculer ensuite à l'espèce humaine le virus sécrété par ces mêmes animaux. Ces inoculations ont été faites à des chiens, à des brebis et à des chevaux.

Jeunes chiens.

Expérience I. — Faite le 5 juillet 1862. M. Depaul inocula du virus vaccin du bras d'un enfant de trois mois, au ventre d'un chien de deux mois. Les inoculations furent faites aux aisselles et aux aines; celles des aisselles réussirent seules. Le troisième jour, il y avait une saillie papuleuse au point d'inoculation, et le septième une belle pustule vaccinale, circulaire, saillante, à dépression centrale ombiliquée.

Expérience II. — Également pratiquée sur un jeune chien; les quatre piqûres se desséchèrent, sauf une, qui, le troisième jour, donna naissance à une *bulle*, laquelle se dessécha aussi. Cependant le onzième jour une pustule vaccinale tout à fait caractéristique apparut au point où la dessiccation avait eu lieu.

Expérience III. — Des papules apparurent aux aines le troisième jour, et, le septième, les pustules de la vaccine étaient parfaitement développées.

Ainsi, sauf chez le second chien, l'évolution des pustules vaccinales fut exactement ce qu'elle est chez l'homme. La seule différence qu'on pût constater, c'est que les pustules ainsi obtenues étaient un peu plus petites que celles de la vaccine humaine.

Brebis.

Expérience IV. — Le 5 juillet, on fit deux piqûres à la face interne de la cuisse droite, une seule au point correspondant de la cuisse gauche et deux autres sous la queue, au point où l'on pratique habituellement la clavelisation. Le troisième jour une seule saillie rougeâtre se montrait à la cuisse droite. Le septième jour deux pustules vaccinales caractéristiques s'étaient développées sous la queue.

Ainsi l'évolution avait encore été régulière. Mais les pustules étaient moins développées encore que chez les chiens.

MM. les professeurs Rayer et Depaul firent ensuite en commun des inoculations de vaccin à des chevaux et à une vache.

Chevaux.

Expérience V. — Le 6 juillet, sur un cheval atteint d'eaux aux jambes on inocule du virus vaccin sur les parties malades. Sept jours plus tard, on voyait une couche de pus concret, comme gourmeux, aux points d'inoculation ; au-dessous de ces croûtes, l'inflammation était plus vive qu'aux parties voisines. Il n'y eut pas de pustules.

Expérience VI. — Inoculation sur un cheval *sain*. Huit piqûres sont faites au museau. Le septième jour, des pustules des mieux caractérisées apparaissent au niveau de chacune des piqûres. Elles sont saillantes, déprimées à leur centre et présentent une base indurée intéressant toute la profondeur du derme.

Vache.

Expérience VII. — Inoculation sur chaque trayon, sur la mamelle et en arrière des mamelles. Le septième jour, de très-belles pustules se développèrent sur les trayons ; elles étaient parfaitement ombiliquées et avaient le même diamètre que chez l'enfant. Sur les mamelles les pustules étaient incomplètes.

On remarquera que les pustules se développèrent le mieux aux points où elles apparaissent spontanément chez la vache, c'est-à-dire sur les trayons.

Chiens adultes.

Expérience VIII. — Huit piqûres sont faites sur le ventre d'un premier chien. Le septième jour, une pustule de nature douteuse.

Même nombre de piqûres chez un autre chien. A la même époque apparition d'une pustule qui n'offre pas les caractères de la vaccine.

Ainsi chez les chiens adultes, la vaccination réussit moins bien que chez les très-jeunes chiens.

M. Depaul a inoculé successivement à des enfants : 1° le liquide des pustules d'un des jeunes chiens ; 2° celui du cheval de l'expérience VI ; et 3° enfin celui de la vache de l'expérience VII, sans qu'une seule de ces inoculations ait donné lieu à la production chez ces enfants de la pustule vaccinale [1].

S'il était permis de conclure de ces expériences encore trop peu nombreuses, on y verrait la confirmation de ce fait de l'altération d'un virus par son passage à travers des organismes très-différents.

1. Communication personnelle.

VI

Étiologie. — Les maladies virulentes se manifestent ou par développement spontané ou par contagion.

Le développement spontané est évident chez les animaux ; on ne l'observe plus (?) chez l'homme.

La cause du *développement spontané* des maladies virulentes chez les animaux est identique et se résume dans cette simple proposition : *conditions hygiéniques mauvaises*. Cela est vrai au moins pour le charbon, et cela semble démontré pour la morve. Nous développerons plus tard ce point d'étiologie ; mais l'esprit n'est-il point immédiatement frappé de ce fait que les maladies *infectieuses* de l'homme reconnaissent également pour cause de leur développement spontané des conditions hygiéniques mauvaises.

Une fois engendrées par un organisme, les maladies virulentes se transmettent à d'autres organismes par voie de *contagion immédiate* ou *médiate*.

1° *Développement spontané*. — S'il est difficile de connaître exactement les conditions au milieu desquelles se développent épidémiquement les maladies virulentes dans l'espèce humaine, il est plus facile de les connaître chez les animaux. Car ici la méthode expérimentale peut, en produisant pour ainsi dire de toutes pièces la maladie virulente, élucider le difficile problème de sa pathogénie. Il est, en effet, possible à l'homme, par l'action scientifiquement dirigée des modificateurs de l'hygiène, non-seulement de changer des types et de créer des races, mais encore de déterminer une altération de la matière vivante et de créer des maladies : la genèse des affections morveuses le démontre surabondamment.

L'influence des *circumfusa* et des *ingesta* n'est pas douteuse pour les vétérinaires, au moins relativement au développement de quelques-unes des maladies virulentes : ainsi, des faits les mieux observés, il ressort très-évidemment suivant MM. Eug. Renault et Reynal, que c'est aux émanations délétères, aux effluves qui se dégagent des marais ou des eaux stagnantes, qu'il faut attribuer l'éclosion des maladies *charbonneuses*.

La production des miasmes ou des effluves paludéens est exactement en rapport avec l'élévation de la température, et l'abaissement du niveau des eaux.

C'est en effet pendant les mois de juillet, d'août et de septembre, que les pays de marécages sont les plus malsains, et que le charbon s'observe plus particulièrement. M. Verheyen a remarqué que le plus grand nombre des affections charbonneuses se développent dans les lieux où le sous-sol est composé d'une couche puissante de limon qui s'oppose à l'infiltration des eaux.

Quant aux *aliments* qui peuvent contribuer au développement spontané du charbon, ce sont surtout les fourrages altérés par l'humidité et couverts de cryptogames qu'on a accusés. A l'appui de cette opinion, Gerlach cite la coïncidence entre l'invasion du charbon chez les chevaux d'une même écurie, et l'administration à ces animaux du froment couvert des sporules de l'*uredo sitophila*. Il survenait d'abord des troubles digestifs, à la suite desquels la moindre cause adjuvante, telle qu'un refroidissement, la fatigue, faisait éclater des fièvres charbonneuses.

Un fait hautement significatif, c'est que, des *canards* et des *oies* nourris avec ce froment, succombèrent également au charbon.

Ainsi l'état de la température, la constitution du sol, les émanations paludéennes et les altérations des fourrages, telles sont les conditions principales au milieu desquelles se développent les maladies carbunculaires. On les trouve, en

effet, réunies dans toutes les enzooties et épizooties charbonneuses.

Les mêmes influences ont été invoquées pour les maladies
charbonneuses spontanées de l'homme. Dès 1724, par exemple, Fournier signalait à propos d'une épidémie d'affections
charbonneuses, qui sévissait sur la population du midi de la
France, l'action du vent du sud, « qui était si brûlant que
l'air semblait sortir d'une fournaise ardente. » Exhalaisons
méphitiques des marais, ingestion d'eaux rares et bour-
beuses, mauvaise alimentation, telles sont les causes occa-
sionnelles, qui peuvent faire éclater le charbon dans un
organisme appauvri [1].

Des conditions en partie inverses et en partie semblables à
celles qui produisent le charbon paraissent présider à la production de cette singulière affection virulente qu'on nomme
la *péripneumonie exsudative*, laquelle se montre chez les ruminants placés dans des étables malsaines, à la suite d'une
stabulation trop prolongée, avec alimentation trop substan-
tielle.

On sait que la morve est susceptible de se développer au
milieu d'un groupe de chevaux placés dans des conditions
déterminées ; or, parmi ces conditions, l'excès de travail et
une alimentation insuffisante jouent le rôle principal. L'influence de ces conditions est tellement certaine qu'on pourrait
à volonté, disent les vétérinaires de l'Académie [2], faire des
chevaux morveux.

Pour la clavelée, l'étiologie n'est pas aussi évidente : asser-

---

1. Mais ces influences hygiéniques ne seraient pas les seules capables de
faire développer le charbon ; on pourrait encore en provoquer directement et
rapidement l'éclosion. Je tiens en effet d'un vétérinaire de grand mérite,
M. A. Sanson, qu'on a pu, à volonté, produire le charbon en inoculant à un
animal en bonne santé un fragment de muscle ou un caillot de sang provenant de l'animal le plus sain, à la seule condition que cette chair muscu-
laire ou ce sang fussent en voie de décomposition. D'où il suivrait que les
effets de l'inoculation ne doivent pas être nécessairement rapportés à un
virus charbonneux spécifique, mais peut-être à un ferment putride.

2. Discussion de 1862.

tions vagues sur la malpropreté des bergeries, la rouille des plantes, l'irrégularité du régime alimentaire, etc.

Il en est ainsi de la rage dont les causes sont à peu près inconnues. Celles qu'on signale d'ordinaire sont la privation d'aliments ou de boissons ; les besoins génésiques inassouvis, l'influence des fortes chaleurs, etc. Mais rien n'est démontré à cet égard. Il est impossible de faire naître expérimentalement la rage en soumettant les animaux aux privations que l'on suppose en être la cause ; et d'un autre côté, loin que l'influence des fortes chaleurs soit favorable à sa manifestation, elle est beaucoup plus commune au printemps et en automne, et dans les pays tempérés que dans les conditions inverses. Cependant cette maladie qu'on disait inconnue en Orient est loin d'y être étrangère : M. Michel Lévy cite des cas observés à Smyrne, à Alexandrie, à Constantinople. En Afrique, elle est connue de temps immémorial et paraît plus fréquente à Alger depuis la conquête[1].

Je n'insiste longuement, on le comprend, que sur les causes de développement des maladies virulentes transmissibles des animaux à l'homme. La question touche de trop près à la pathologie comparée et à l'hygiène publique pour ne pas justifier ces détails.

2° *Contagion.* — La cause de beaucoup la plus fréquente des maladies virulentes est la contagion, laquelle peut être *immédiate* ou *médiate*. Le premier mode de développement peut s'opérer par simple dépôt de la matière virulente à la surface des téguments (contagion immédiate proprement dite), ou par l'introduction de cette matière sous l'épiderme (inoculation). La contagion médiate s'effectue à distance, probablement par l'intermédiaire de l'air et l'absorption à la surface des voies respiratoires.

En général, les maladies virulentes propres à certains or-

1. MICHEL LÉVY, *Traité d'hygiène*, t. II, p. 510.

ganismes se transmettent à des organismes semblables et par contagion médiate et par inoculation, mais surtout par contagion médiate : ainsi la variole chez l'homme, la clavelée chez le mouton, le charbon chez les ruminants, la morve chez les solipèdes. Cependant, la syphilis chez l'homme et la rage chez les animaux des genres *canis* et *felis*, font exception : elles ne se communiquent que par contagion immédiate ou par inoculation à des organismes semblables à ceux d'où elles sont originaires.

Inversement, en général, les maladies propres à certains organismes ne se transmettent à des organismes d'espèces différentes que par inoculation : ainsi le cow-pox et le charbon des animaux à l'homme ; et alors la maladie est d'abord locale. Cependant la morve ferait peut-être exception, et pourrait se transmettre du cheval à l'homme par contagion médiate (A. Tardieu).

Ne serait-ce pas parce qu'elles peuvent se développer spontanément dans certains organismes, et, une fois developpées, se transmettre par contagion médiate, que les maladies virulentes sont susceptibles de se manifester sous forme épidémique ou épizootique ? Et n'est-ce pas parce qu'elles ne se transmettent par le mode contagieux médiat qu'à des organismes semblables à ceux d'où elles tirent leur origine, qu'on ne voit sévir épidémiquement chez l'homme que des maladies virulentes propres à l'homme (variole, rougeole, etc.), et épizootiquement chez chaque espèce animale que des maladies virulentes propres à cette espèce (morve chez le cheval, clavelée chez le mouton, péripneumonie épizootique chez le bœuf) ? Cette aptitude au développement sous forme d'épidémie ou d'épizootie rapproche nosologiquement certaines maladies virulentes des maladies infectieuses.

La différence dans le mode de développement de la maladie virulente implique souvent une différence dans sa forme ; ainsi, la maladie virulente contractée par contagion médiate est générale d'abord et ne produit qu'ensuite des déterminations morbides locales ; par exemple, l'état général morbide précède l'apparition des pustules dans la variole et des tumeurs charbonneuses dans le charbon.

Inversement la maladie virulente transmise par contagion immédiate peut présenter d'abord une détermination spécifique locale, et ne devenir qu'ensuite maladie générale. Ainsi la pustule maligne précède le développement des accidents généraux propres à la fièvre charbonneuse dans le charbon inoculé ; une inflammation locale au point d'inoculation du virus morveux (érysipèle, lymphangite) se développe deux à huit jours après cette inoculation et quelques jours avant les symptômes généraux (Vigla) ; enfin la pustule commence son évolution au point inoculé avant qu'apparaissent les symptômes de la fièvre varioleuse. C'est quand la pustule d'inoculation va revêtir ses caractères spécifiques que cette fièvre se manifeste (Borsieri).

Parmi les maladies transmissibles des animaux à l'homme, la morve est peut-être la seule qui se communique à lui par contagion immédiate et médiate tout à la fois.

La contagion de la morve peut avoir lieu chez l'homme, dit M. le professeur Tardieu, 1° par *infection*, 2° par *inoculation* [1].

Il résulterait cependant, d'expériences de M. Renault, que la morve se transmettrait assez difficilement par infection, puisque ce savant vétérinaire a fait respirer impunément à un cheval sain l'air expiré par un cheval morveux. Il avait enfermé pour cela dans un même sac, le nez des deux animaux, et jamais dans les expériences qu'il a faites les chevaux sains n'ont été contaminés.

Les différents animaux ne présentent pas le même degré d'aptitude à contracter les maladies virulentes. Il résulte des expériences entreprises par l'association médicale d'Eure-et-Loir, que l'animal qui contracte le plus facilement le charbon

---

1. Thèse citée.

par inoculation est le mouton, puis viennent le lapin, le cheval et la vache. Par contre, c'est le virus de la fièvre charbonneuse du cheval qui a le moins d'activité, suivant les expériences faites par cette commission [1].

Les maladies à virus d'origine animale, transmises à l'homme, ne perdent pas en passant par son organisme leur propriété virulente : car non-seulement elles sont aptes à se communiquer de l'homme à l'homme, mais encore elles peuvent repasser de celui-ci à l'organisme d'où elles sont originaires. Ainsi l'homme se les était bien appropriées avec toute leur puissance morbifique. Par exemple, la transmission de l'affection morveuse par contagion s'opère : 1° *du cheval à l'homme ;* 2° *de l'homme à l'homme ;* 3° *de l'homme aux solipèdes.* De nombreuses expériences (Rayer, Nonat et J. Bouley, A. Bérard et Leblanc, Roux et Letenneur, Tessier, Thierry, Saussier, etc.) ont, en effet, démontré ce dernier point de doctrine.

Dans ces cas, la morve et le farcin sont *contagieux* et *inoculables* sous *toutes leurs formes* aiguës ou chroniques, et dans *toutes leurs espèces.*

Les faits nous apprennent que la transmission a lieu *quant à la nature mais non quant à la forme*, ainsi que nous l'avons déjà dit plus haut.

Ce que nous venons de voir pour la morve est également vrai pour la vaccine, qui se transmet de la vache à l'homme, de l'homme à l'homme, et de celui-ci à la vache. Quant à la rage, elle peut bien repasser de l'homme aux canins, mais il n'est pas également bien démontré qu'elle puisse se communiquer d'homme à homme.

En général, cependant, ainsi que nous l'avons vu plus haut, les virus perdent de leur intensité virulente par le fait de générations successives, et surtout lorsqu'ils sont *dépaysés* pour

1. *Recueil de Médecine vétérinaire*, 1852.

ainsi dire, c'est-à-dire quand ils sont transportés dans un organisme où ils ne sont pas autochthones.

Les maladies virulentes, d'origine humaine, la syphilis exceptée, se transmettent par la double voie de l'infection et de l'inoculation (variole, rougeole et scarlatine). Cette dernière voie d'introduction n'est pas même tellement certaine pour la rougeole et la scarlatine, qu'on n'ait été autorisé à la révoquer en doute et par suite à rayer ces maladies du cadre des affections virulentes. Cependant Home en 1758, et, en 1822, le docteur Speranza ont tenté l'inoculation de la rougeole avec le liquide des plaques, et au bout de quelques jours la rougeole s'est déclarée chez l'individu inoculé. Cette expérience a été répétée plusieurs fois avec le même succès (*Bibl. ital.*, août 1825). Michael de Katona a inoculé successivement du sang et de l'humeur lacrymale; 93 fois sur 100 expériences une rougeole très-bénigne s'est déclarée au bout de sept jours (*Gaz. médic.*, p. 401, 1843).

Quant à la scarlatine, il est douteux, dit M. le professeur Monneret, qu'elle soit contagieuse par inoculation, malgré les assertions de MM. Miquel d'Amboise et Mandl.

La syphilis peut-elle s'inoculer aux animaux? — Nous avons dit (*Introduction*) que l'homme, qui résume en soi les aptitudes des organismes inférieurs, était habile à contracter les maladies des animaux, tandis que ceux-ci ne l'étaient pas au même degré à contracter les siennes. Les tentatives d'inoculation de la syphilis à divers animaux l'ont démontré entre les mains de Hunter, et c'est vainement que Turnbull, Maunoury, Ricord, Cullerier, Puche ont renouvelé ces essais. De nos jours, M. Auzias-Turenne est parvenu en faisant une plaie à un singe et en y introduisant du pus chancreux tous les jours, à produire un ulcère qui a duré quelque temps et a fourni du pus inoculable. Mais il n'y a pas eu de phénomènes consécutifs. Peut-être serait-on plus heureux en inoculant le sang ou le pus d'un individu syphilitique parvenu à la période secondaire?

3° *Agents de transmission virulente*. A. — Une maladie virulente peut se transmettre par un produit de *sécrétion morbide spécial*; c'est le cas le plus habituel (lymphe vaccinale, variolique, claveleuse). D'autres fois la propriété virulente est répartie sur un plus grand nombre de liquides et de solides (ainsi presque tous les liquides du corps sont inoculables dans la peste bovine, le charbon). Le sang a été inoculé avec succès dans la rougeole, la morve, le charbon, la syphilis, et sans succès dans la rage (Breschet, Dupuytren), dans la clavelée (Girard, père, Hurtrel d'Arboval, Renault).

Pour reconnaître si le sang jouissait des propriétés virulentes dans la *morve*, Coleman introduit le sang d'un cheval morveux dans la jugulaire d'un âne bien portant, et, dans un court espace de temps, celui-ci devient complétement morveux. Dieffenbach fait passer directement, de la carotide d'un cheval atteint de morve farcineuse chronique dans la jugulaire d'un vieux cheval parfaitement sain, 7 livres de sang, en même temps que, par l'autre jugulaire, on lui tirait 5 livres de son propre sang. Peu de temps après, il survint sur toute la peau de petits boutons durs et la morve farcineuse, qui ne tarda pas à se confirmer, fut vérifiée par l'autopsie [1].

Quant à la transmission de la *syphilis* par le sang, les expériences démontraient bien qu'elle était incontestable alors que ce liquide avait été emprunté à des plaques muqueuses, à une syphilide papulosquammeuse; on reproduisait alors à l'aide de quelques précautions prises pour assurer l'efficacité de l'inoculation, de véritables chancres sur les points d'insertion. A la vérité, on pouvait objecter à ces expériences que ce n'était pas seulement du sang qui avait été fourni par les tissus malades, mais aussi les divers produits qu'ils sécrètent.

Or, dans d'autres expériences, entre autres dans celle de Waller, c'est du *sang pur*, emprunté à un sujet affecté de plaques muqueuses, qui a été inoculé et qui a reproduit, au bout de trente-quatre jours, un chancre induré et les accidents ultérieurs de la syphilis constitutionnelle. Enfin, tout récemment, le professeur Pellizari, de Florence, a pratiqué cinq inoculations avec du sang extrait *de la veine céphalique* d'une femme atteinte de syphilis constitutionnelle (elle avait des plaques muqueuses très-confluentes aux parties génitales). Une seule de ces inoculations a produit une syphilis non douteuse chez le sujet inoculé [2].

1. Tardieu, thèse citée, p. 58.
2. Voy. l'*Union médicale* du 6 mai 1862. — Les sujets en expérimentation

Il importe de faire remarquer que le sang paraît n'être contagieux dans la syphilis que pendant la période des accidents dits secondaires : pendant la période des accidents primitifs, il ne le serait pas encore (Melchior Robert), durant celle des accidents dits tertiaires, il aurait cessé de l'être (Diday). Singulière énigme que l'expérience pose à la logique ! Virchow l'expliquerait par une de ces théories audacieuses qui lui sont familières : « L'infection spécifique du sang n'est pas durable ; elle se renouvelle de temps en temps, en absorbant de nouveau le virus dans un foyer local d'infection. Le sang se purifie de nouveau en déposant le virus dans les organes ou dans les tissus[1]. » —Pour M. Cusco, les affections virulentes passeraient par des phases d'augment et de déclin, de telle façon que les liquides du corps infecté ne sont pas capables de transmettre l'infection dans la période d'incubation, ou période embryonnaire, tandis qu'ils le sont à un haut degré dans la période d'état (période des accidents secondaires, ou de virilité pour la syphilis), et ne le sont plus dans la période de décadence (période des accidents tertiaires)[2]. Quoi qu'il en soit de ces vues de l'esprit, le fait est exact et doit être signalé : le produit de sécrétion des accidents tertiaires n'est plus inoculable, et la non-inoculabilité du sang à cette époque de la maladie nous donnerait l'explication du problème.

étaient des médecins, vierges de syphilis. L'inoculation se fit à l'aide de charpie imprégnée de sang, appliquée sur un point de la peau préalablement dénudée. Chez le sujet sur lequel l'inoculation réussit, *l'incubation* fut de vingt-cinq jours, au bout desquels une *papule* apparut. Neuf jours plus tard, elle devint humide, s'ulcéra, puis se recouvrit de croûte sans s'indurer. Le trente-sixième jour, il y avait un glandage axillaire. Le quarante-troisième, la papule initiale était définitivement devenue un *chancre à base indurée*. Au cinquante-septième jour, on constatait le glandage cervical postérieur. Huit jours plus tard se montra la roséole spécifique, à laquelle se mêlèrent des papules au bout de dix jours. C'est alors qu'on commença le traitement mercuriel.

1. *Syphilis constitutionnelle*, p. 196.
2. Communication personnelle.

B. — Une maladie virulente est susceptible de se transmettre par le produit de *tous les actes pathologiques* sécrétants qu'elle détermine, ainsi la syphilis; c'est là un point de doctrine admis autrefois sans conteste et réhabilité dans la science par des observations qui datent presque d'hier. Il n'est pas nécessaire d'insister pour prouver la propriété inoculable du chancre, sous toutes ses formes, mais peut-être me pardonnera-t-on d'entrer dans quelques détails sur l'un des points les plus controversés à propos de la maladie virulente la plus répandue.

On avait admis jusqu'à Hunter la contagiosité de la syphilis à toutes ses périodes : toute particule liquide émanée du corps d'un syphilitique pouvait reproduire la maladie. Thierry de Hery, Jean de Vigo, Astruc, et presque tous les syphiliographes français de la fin du dernier siècle soutenaient cette doctrine. Hunter s'efforça vainement de la renverser en cherchant à établir que les accidents primitifs, tels que le chancre, le bubon, la blennorrhagie sont inoculables et contagieux; tandis que ceux qui appartiennent à la vérole constitutionnelle ne le sont à aucun titre. Ce qu'il y a de curieux dans l'erreur de Hunter, c'est que ses contemporains lui en ont montré des exemples et que, poussé par une fausse interprétation de ses propres expériences sur l'inoculation, il nia la syphilis héréditaire et la contagion de cette syphilis, tout en donnant dans la même page une observation qui pourrait servir de modèle à la description de la contagiosité de ces accidents[1]. M. Ricord répéta les expériences de Hunter et soutint longtemps ses doctrines. Cependant, avant la fameuse discussion académique de 1858, où M. Ricord abjura la doctrine, la contagion des accidents secondaires avait déjà trouvé de nombreux partisans (Biett, Lagneau, Baumès, Velpeau, Cazenave, de Castelnau, Gibert, Vidal). Depuis la discussion de l'Académie les preuves sont arrivées

---

1. HUNTER, traduit par Richelot, 1re éd., 1845, p. 525.

de tous les côtés; il suffira de citer les expériences de Wallace de Dublin[1], de Waller de Prague[2], de Vidal[3], de Rollet[4], de Rinecker[5], de l'anonyme du Palatinat[6], de Guyenot[7], et de Gibert[8], pour en avoir aujourd'hui la certitude absolue. La raison pour laquelle cette contagion avait peut-être été méconnue c'est que les conditions n'en sont pas les mêmes, les organes génitaux sont moins souvent contagionnés que ne l'est par exemple la bouche; c'est surtout dans l'allaitement, par les lèvres d'un enfant couvertes de plaques muqueuses, que s'effectue cette contagion, bien qu'elle s'opère autrement encore. Mais ce qui est résulté de plus inattendu de ces observations c'est que, quel que soit l'accident qui fournisse la matière inoculable, le premier accident de la vérole ainsi communiquée est un chancre qui s'indure, comme l'ont prouvé Langlebert et Rollet. Ce qui ramène à une lésion primitive *unique* et constante, la détermination morbide de transmission de la syphilis, quelle qu'ait été la lésion anatomique qui a servi d'agent de contamination.

On remarquera la simplicité de cette nouvelle doctrine, qui nous montre la syphilis secondaire reparaissant sur un autre sujet à la manière d'une syphilis primitive et avec l'accident caractéristique de celle-ci, c'est à savoir le chancre, accompagné d'induration et de bubon[9]. On peut réellement dire que, dans ce cas, la syphilis remonte vers sa source.

1. *Annales des maladies de la peau et de la syphilis*, t. IV, p. 34.
2. *Id.*, vol. III, p. 174.
3. *Traité des maladies vénériennes*, 1853, p. 356.
4. *Archives de méd.*, 1859, février, mars, avril.
5. *Id.*, 1858, t. II, p. 537.
6. *Ibid.*
7. *Gaz. hebd.*, 1859, 25 avril.
8. *Rapport à l'Académie*, 24 mai 1859.
9. LANGLEBERT, *Du chancre produit par les accidents secondaires de la syphilis*, broch. in-8; — ROLLET, *Recherches cliniques et expérimentales sur la syphilis, les chancres simples et la blennorrhagie*, p. 237. In-8, Paris, 1861.

C. — Tout individu actuellement atteint d'une maladie virulente, dont le sang est nécessairement infecté et parfois infectant, peut-il transmettre cette maladie par les liquides de *sécrétion physiologique ?* En général, le mucus, la salive, la sueur, le sperme ne sont point des agents de contagion. En effet, la rage exceptée, dont le virus a pour véhicule la salive, les maladies virulentes ne se transmettent pas par des produits de sécrétion physiologique. Cependant nous avons vu que Michael de Katona aurait avec succès inoculé la rougeole à l'aide des larmes d'un sujet morbilleux ; mais il importe de remarquer que la conjonctive est le siége d'une congestion phlegmasique dans cette maladie, et qu'alors les larmes ne sont plus un liquide physiologique.

Nous devons ajouter qu'on a vu des vétérinaires contracter le charbon pour avoir introduit leur bras dans le rectum ou l'utérus d'animaux charbonneux, et qu'on pourrait conclure de ces faits à la propriété contagieuse du mucus rectal ou utérin. Mais la main de ces vétérinaires ne présentait-elle pas d'écorchure? En tout cas, M. Roche-Lubin aurait constaté que le virus charbonneux ne se trouvait pas dans la salive, les mucosités nasales et l'urine. Il ne paraît pas qu'il ait été fait d'autres expériences pour savoir si l'agent contagieux existe dans les divers produits de sécrétion ou d'excrétion d'un animal charbonneux [1].

Il semble donc que les organes glanduleux agissent comme autant de cribles capables d'arrêter le virus au passage et de le forcer à rester dans le sang infecté, qui le dépose dans des tissus spéciaux, et y crée des déterminations morbides.

D. — Un sujet, actuellement atteint d'une maladie virulente, peut-il transmettre la maladie à l'aide des liquides fournis par une *maladie sécrétante autre que la lésion propre à l'affection virulente ?* Ainsi une plaie simple qui suppure fournit-elle

---

1. RENAULT et REYNAL, Dict. cité.

du pus inoculable chez un syphilitique? Ici, je ne peux que poser la question.

Une *pustule vaccinale* contient-elle à la fois du virus vaccin et du virus syphilitique ? La question s'est récemment posée avec un tel éclat qu'il est impossible de la laisser sans réponse.

Dès le commencement de ce siècle, on avait vu des accidents syphilitiques survenir à la suite de la vaccination. Moseley (1800), Monteggia (1814), Marcolini, Cerioli (1821), Lecocq (1839), Tassani (1841), Hubner (1852), reconnurent que ces accidents devaient être rapportés à des vaccinations pratiquées avec du virus vaccin développé sur des syphilitiques. Enfin de nouvelles recherches faites par M. Viennois[1], et tout récemment par M. Giacinto Pacchiotti[2], mettent hors de doute la transmission de la syphilis au moyen de la vaccination.

Le chancre *vaccino-syphilitique* ne se montre ordinairement que le second ou le troisième septénaire après la vaccination. Il se forme au point d'inoculation une croûte jaunâtre, épaisse, très-adhérente, une plaque d'ecthyma, au-dessous de laquelle on trouve, quand on l'enlève, une surface ulcérée, un véritable chancre. Plus tard, et dans le temps ordinaire, se manifeste la série des accidents ultérieurs de la syphilis.

Relativement aux opinions doctrinales émises à propos de cette question, commençons par reconnaître d'abord qu'un grand nombre d'observateurs très-dignes de foi, M. Cullerier entre autres, affirment s'être servis impunément, pendant de longues années, de vaccin pris sur un sujet syphilitique pour pratiquer la vaccination sur d'autres enfants. Ils supposent

---

1. *Recherches sur le chancre primitif et les accidents consécutifs produits par la contagion de la syphilis secondaire*, thèse, Paris, 1860, et *Archiv. gén. de médecine*, 1860; — ROLLET, ouvr. cité, p. 351.

2. *Sifilide trasmessa per mezzo della vaccinazione*, in Rivalta presso Acqui. Torino, 1862.

que le virus vaccinal, ainsi emprunté à un organisme syphilisé, subit de la part de l'organisme sain dans lequel on le dépose, une élaboration qui le purifie. Cette opinion a prévalu jusqu'à l'époque toute récente où l'on a démontré la contagiosité d'un grand nombre d'accidents secondaires.

D'un autre côté, on peut objecter à ceux qui admettent la transmission de la syphilis par la vaccine que le nombre des cas de syphilis transmise ainsi devrait être extrêmement considérable, et hors de proportion avec ceux qu'ils signalent.

Quoi qu'il en soit, voici que des médecins consciencieux, en Allemagne, en France et en Italie, rapportent des faits péremptoires et décisifs en faveur de cette forme de transmission syphilitique. De telle sorte qu'on en est même venu à ne plus discuter les faits en eux-mêmes, mais qu'on cherche à les interpréter.

L'un veut que le virus vaccinal emprunté aux syphilitiques ait servi de véhicule au sang, qui serait ainsi le seul agent de la contagion virulente (Viennois), et c'est l'opinion la plus probable. L'autre affirme qu'il est impossible de séparer ainsi théoriquement des liquides qui se trouvent nécessairement mêlés ensemble dans la pustule vaccinale et qui sont la lymphe, le pus et le sang; en sorte qu'il serait impossible de faire dans la contagion la part de chacun de ces liquides en particulier.

Au milieu de ce conflit d'opinions, s'en présente une autre qui consiste à regarder la vaccination comme ayant été simplement la cause occasionnelle du développement de la syphilis chez les inoculés, qui étaient en puissance de vérole au moment de l'inoculation.

Pour notre part, nous sommes très-disposé à croire à la transmission de la syphilis par la vaccination, soit par l'intermédiaire du sang, accidentellement mêlé au vaccin, soit de toute autre manière. Nous devons, de plus, faire remarquer que ce vaccin a été parfois recueilli sur des sujets qui ne présentaient pas actuellement de symptômes de syphilis et qu'il a été pris en tout cas sur des tissus vierges de lésions syphilitiques. Or, comme nous savons que le sang d'un vérolé peut être contagieux, comme il est possible que le vaccin le soit également, nous croyons qu'il est doublement indiqué de ne point emprunter de vaccin à un syphilitique. Et cela malgré les faits très-nombreux qui nous apprennent que du vaccin recueilli sur des syphilitiques a été impunément inoculé. On ne saurait trop recommander une attention minutieuse au médecin-vaccinateur : il évitera ainsi de graves accidents, qui n'impliquent pas seulement sa responsabilité, mais excitent et motivent les clameurs des ennemis de la vaccine.

4° *Hérédité.* — La transmission héréditaire de certains virus n'est pas douteuse, malgré des assertions contraires. Ainsi la variole se transmet de la mère à son enfant dans l'utérus, et, chose au moins bien singulière, il arrive parfois que l'enfant a la variole la mère ne l'ayant pas [1], et ayant dû son impunité à une variole antérieure ou à la vaccine.

Dans quelques cas assez rares, on a trouvé des pustules claveleuses sur des fœtus d'agneaux, provenant de brebis mortes de la clavelée.

L'hérédité de la morve est admise par M. le professeur Tardieu, qui en cite, entre autres, un exemple très-positif [2].

On conçoit que les maladies virulentes à marche très-aiguë et à terminaison rapidement mortelle soient difficilement héréditaires ; mais il est une maladie chronique où la transmission est incontestable par la voie de l'hérédité : nous voulons dire la syphilis. La question est tellement importante, elle a été tellement discutée que certains détails me semblent nécessaires.

La transmission de la syphilis s'effectue soit par le fait du père, soit par celui de la mère. Nous verrons si, réciproque-

1. BOUCHUT, thèse citée.
2. Thèse citée, p. 49.

ment, l'enfant, syphilitique par son père, peut infecter sa mère.

A. *Transmission du père à l'enfant.* — Elle est moins fréquente que par la mère, mais n'en est pas moins réelle. Un père atteint de vérole peut engendrer et engendre souvent un enfant syphilitique. La transmission a évidemment lieu par le *sperme.* S'il est vrai que ce liquide soit incapable d'infecter directement, c'est-à-dire par son contact avec une membrane muqueuse saine, il n'est pas moins certain qu'émané d'un organisme malade il porte ordinairement en soi ce quelque chose d'inconnu qui constitue le germe des maladies héréditaires, sans qu'on puisse dire pour cela qu'il soit, à proprement parler, virulent. Il en est ici du sperme d'un syphilitique comme de celui d'un scrofuleux, d'un rachitique ou d'un goutteux. On ignore absolument, pour la syphilis comme pour ces affections, quelle matière donne au liquide fécondant ses propriétés fâcheuses, et en quelle proportion elle existe.

B. *Transmission de la mère à l'enfant.* — Celle-ci est encore plus certaine que la précédente. Elle a vraisemblablement lieu par le *sang.* Des expériences nombreuses et répétées ont mis hors de doute les propriétés contagieuses de ce liquide ; or, on comprend que, par un simple mélange, résultant de l'échange incessant qui s'opère, dans le sein maternel, le sang de la mère puisse infecter celui de l'enfant. Cependant le fait n'est pas admis par tous les auteurs, ainsi qu'on le verra plus loin.

On a recherché si la mère concourait à la production de la syphilis du nouveau-né pour une part plus grande que le père, et l'on a donné des solutions très-différentes à cette question, qui a été posée inutilement et résolue dans des sens contradictoires pour toutes les maladies diathésiques ou héréditaires (goutte, épilepsie, folie). On a prétendu que la mère ne pouvait infecter le fœtus à toutes les époques de la grossesse. Suivant M. Ricord, si l'infection de la mère a lieu dans les trois derniers mois de la gestation, « il n'est pas sûr que la transmission soit possible. » On a vu des femmes qui avaient contracté des accidents primitifs dans les derniers temps de la grossesse mettre au monde des enfants non syphilitiques et qui ne le devinrent pas plus tard (Natalis Guillot et Bois de Loury). L'analyse de onze cas a conduit M. Diday à avancer que jamais la syphilis contractée par la mère avant la quatrième semaine ou après le septième mois de la gestation ne se transmettait à l'enfant. Par contre, M. Cullerier admet que la syphilis peut se transmettre de la mère à l'enfant pendant tout le cours de la vie intra-utérine et à toutes les périodes de l'infection maternelle.

Cette dernière assertion nous semble éminemment physiologique. On ne comprend guère, en effet, que la mère soit infectée, à quelque époque que ce puisse être de la gestation, sans que, dans l'échange incessant qui s'opère entre la mère et son fruit, le sang de celle-là ne contamine point le sang de celui-ci. L'analogie est d'accord avec cette doctrine, car on voit la mère atteinte de variole donner naissance à un enfant couvert de pustules varioliques. Nous ne nions pas toutefois qu'il ne puisse y avoir des exceptions dans la transmission de la syphilis de la mère à l'enfant ; mais nous croyons qu'on ne peut les soumettre à aucune loi, ni fixer la période en deçà et au delà de laquelle la syphilis maternelle est transmissible au fœtus.

C. *Transmission par le père et la mère.* — L'influence des deux conjoints syphilitiques sur l'enfant est très-grande. Et cependant il échappe encore parfois à l'affection dont ses générateurs sont atteints.

D. *Transmission de l'enfant à la mère.* — La réciproque est-elle vraie ? le fœtus infecté par le fait de son père, peut-il syphiliser sa mère ? Des analogies puissantes militent pour l'affirmative. En effet, ce que nous venons de dire relativement à la mère syphilitique, de l'infection produite par le

mélange du sang maternel au sang fœtal, s'applique entière-
ment au fœtus. Aussi un très-grand nombre d'auteurs parmi
lesquels nous citerons surtout MM. Depaul, Diday et Ricord[1],
admettent-ils ce mode de contagion de la mère. Ici encore
le *sang* est le véhicule de la contagion. Ajoutons toutefois que
quelques observateurs nient la possibilité de celle-ci.

En résumé, l'hérédité de la syphilis, anciennement rejetée
par Hunter, est admise aujourd'hui par tout le monde. Il
n'est pas douteux que l'affection ne se transmette du père ou
de la mère à l'enfant, et elle ne peut se transmettre au produit de la conception que par le sperme du père ou par le
sang de la mère, quelles que soient, d'ailleurs, l'époque
de l'évolution et la nature des accidents syphilitiques.

VII

Incubation. — Dans toutes les affections, il s'écoule un certain temps, entre l'action de la cause morbifique et la réaction de l'organisme manifestant, par des phénomènes extérieurs, le trouble de sa vitalité ; cette mystérieuse période,
où rien ne trahit encore le malaise du corps vivant, correspond à l'*incubation*. Or, il n'est aucune affection, dans laquelle
on connaisse mieux que dans les maladies virulentes, l'é-
poque où l'agent pathogénique a dû commencer son travail
perturbateur et, par conséquent, aucune affection dans laquelle on ait plus exactement déterminé la durée de l'incubation. En général, les maladies virulentes sont régulières
dans leurs périodes et les limites de temps qu'elles mettent à
parcourir leurs phases oscillent entre des nombres peu dif-

1. Depaul, *Mémoire sur l'altération des poumons.* Acad., 1851. — Diday,
ouvr. cit. — Ricord, *Lettres sur la syphilis*, p. 461. 1856.

férents. Cependant la rage, qui semble défier l'esprit de généralisation et refuser d'entrer dans les cadres où le nosographe prétend l'enfermer, la rage est aussi déréglée dans son incubation qu'elle est étrange dans sa symptomatologie.

L'incubation dure de trois à quatre jours dans la vaccine; de plusieurs jours à un septénaire et plus encore dans la variole; de vingt-quatre à quarante-huit heures ou même plusieurs jours, dans la rougeole ; de trois à huit jours dans la pustule maligne; de six, huit à vingt jours dans la clavelée; de six à soixante heures dans le charbon; de quelques heures à plusieurs mois et même des années (?) dans la rage !

La durée d'incubation du chancre induré, c'est-à-dire de la syphilis elle-même, dont ce chancre est la manifestation caractéristique, serait de deux à six semaines (Waller, Wallace, Rinecker, Rollet); de neuf jours à sept semaines pour M. Cusco.

En réalité, la durée de l'incubation n'est connue, avec certitude, que dans les cas d'inoculation. Dans la plupart des maladies virulentes contractées par infection, on ne peut exactement préciser le moment où le virus a commencé d'agir; ainsi s'explique souvent la discordance des chiffres attribués à l'incubation.

La durée de l'incubation résulte évidemment des deux facteurs en présence, l'organisme d'une part et le virus d'autre part : une modification dans l'un d'eux fera nécessairement varier le produit. Or, il est incontestable que le support vivant est impressionné d'une façon différente, suivant l'âge, le sexe, l'idiosyncrasie, etc.; et il est incontestable encore que le virus peut varier dans ses qualités actives.

A. — Par exemple, toutes choses égales d'ailleurs les fièvres éruptives apparaissent plutôt chez les enfants que chez les adultes. Il en est ainsi chez eux de la rage. — Les excès, les privations de tous genres, les évacuations considérables, les passions tristes, etc., sont également susceptibles de modifier l'incubation [1]. « Celle-ci est certainement prolongée chez quelques sujets, exposés à la contagion dans le cours d'une maladie aiguë. Ainsi, quand la variole et la rougeole règnent dans une salle d'hôpital, les enfants qui ont des affections aiguës ne sont, en général, atteints que longtemps après leur arrivée et lorsqu'ils sont déjà en convalescence [2]. »

B. — La durée de l'incubation diffère encore, pour une même maladie, suivant le mode par lequel s'est introduit le virus ; en général, elle est plus courte quand l'inoculation lui a frayé la voie. De sept à huit jours seulement, dans le cas de variole par inoculation, elle est de dix à douze par infection. Elle fut constamment de sept jours, pour la rougeole par inoculation, dans les expériences de Michael de Katona ; tandis que, pour la rougeole par infection, elle a été de treize à quatorze jours, c'est-à-dire plus prolongée de près du double, ainsi qu'il résulte des recherches si remarquables de Panum, de Copenhague, à propos de rougeoles observées par lui aux îles Feroë.

D'après le docteur Marsh, la variole inoculée mettrait de quatre à dix-huit jours pour se manifester, et la variole non inoculée, de six à vingt et un.

Il en est ainsi des affections morveuses dont la durée d'incubation varie suivant le mode de contagion ; toujours très-courte et ne dépassant pas quatre ou cinq jours dans le cas d'inoculation, elle est quelquefois extrêmement longue, dans le cas d'infection et surtout pour la morve [3].

Il nous suffira de citer ces exemples, que nous aurions pu aisément multiplier.

C. — Disons encore qu'on a noté la plus longue durée de l'incubation vers la fin des épidémies de maladies contagieuses, et l'on a pu se demander si cette prolongation de

---

1. MONNERET, BOUCHUT, *op. cit.*
2. BOUCHUT, *op. cit.*, p. 126.
3. A. TARDIEU, *De la morve et du farcin chroniques*, 1843. *Passim.*

l'incubation ne tiendrait pas à l'affaiblissement des virus par le fait d'une transmission successive [1].

VIII

Invasion. — Dans l'invasion, ou période de détermination virulente, le silence de l'organisme est rompu, la maladie s'affirme. Or, c'est ici qu'il importe de distinguer soigneusement la maladie de l'affection, l'état local de l'état général. C'est ici encore qu'il importe de distinguer le mode suivant lequel le virus a contaminé l'être vivant. La contagion a-t-elle eu lieu par inoculation, les symptômes locaux se montrent sur les tissus inoculés (pustule vaccinale, pustule charbonneuse, chancre syphilitique), les phénomènes généraux ne se développent que plus tard. Au contraire, la contagion résulte-t-elle de l'infection, les phénomènes d'invasion sont d'abord ceux d'une affection aiguë, d'une fièvre grave (morve [2]), les déterminations morbides locales ne viendront qu'ensuite. Hâtons-nous d'ajouter, toutefois, qu'ici encore la rage fait exception, car bien qu'elle soit une maladie virulente contractée par inoculation, et quoi qu'on en ait dit de l'ulcération de la cicatrice rabique ou des douleurs dont elle serait le siége au moment de l'invasion (*præpatitur ea pars quæ morsu fuerit vexata* [3]), c'est par des phénomènes généraux que débute ordinairement l'affection, les symptômes locaux manquant le plus souvent.

Le fait que j'ai signalé relativement à l'antériorité des accidents locaux sur les accidents généraux dans les maladies virulentes contractées par inoculation se vérifie très-bien

1. Empis, *De l'incubation des maladies.* 1857.
2. Grisolle, *Pathologie interne*, t. II, p. 100.
3. Cælius Aurelianus, *Acut. morb.*, t. I, lib. III, p. 259.

dans la pustule maligne du bœuf. En effet, à côté de la
fièvre charbonneuse qui débute par des accidents fébriles, il
y a la pustule maligne des animaux, qui représente le travail primitif et local du liquide virulent. Ce n'est pas là la
forme spontanée de l'affection charbonneuse, quoi qu'en ait
dit Bayle [1], réfuté par le plus grand nombre des auteurs et
par Boyer entre autres. C'est encore par une lymphangite,
un érysipèle au point d'inoculation, ou, le plus ordinairement, par les accidents locaux du farcin chronique que débute l'affection farcino-morveuse par inoculation, au moins
chez l'homme. Plus tard, quand surviennent les accidents
généraux caractéristiques de la morve, on dit « que la morve
aiguë a succédé au farcin chronique. » En réalité il n'y a
pas succession de maladies, c'est la même affection qui suit
son cours : d'abord locale par lésion topique, ensuite générale par infection de l'organisme.

Cependant il peut arriver que ces accidents locaux fassent
défaut, témoin un cas de morve aiguë récemment publié
par le docteur Cocheteux [2] et qui vient à l'appui de la doctrine d'un observateur non moins ingénieux que sage, M. le
docteur Cusco, lequel admet que « les maladies virulentes
n'ont point d'accidents locaux primitifs. »

Nous venons de voir que cette doctrine est vraie pour la
rage. Quant à la syphilis, le même médecin enseigne encore
que la première manifestation de la syphilis apparaît ordinairement, mais non pas nécessairement, au point contaminé.
Pour lui, ce qui caractérise la syphilis, c'est la *sclérose*, par
néoplasie du tissu conjonctif, mais non pas l'ulcération.
Cette ulcération représente la seconde période de la sclérose,
et se produit par résorption interstitielle, « elle est à la sclérose ce qu'elle est au cancer [3]. »

Si la maladie virulente est fébrile (et on pourrait dire

1. Thèse, 1802.
2. *Gazette des Hôpitaux*, 31 janvier 1863.
3. Communication particulière.

qu'elles le sont toutes, n'était la rage), une fièvre se manifeste à laquelle on a donné le nom de *primaire*. On a voulu ainsi la distinguer soit d'une fièvre consécutive à une rémission, soit d'une exacerbation, qu'on désigne par l'appellation de fièvre *secondaire*. Mais ici encore, pour vouloir trop généraliser ce qui est dissemblable, on applique à toutes les maladies virulentes ce qui n'est vrai que de quelques-unes ; ainsi la variole chez l'homme, la clavelée chez le mouton ont une fièvre primaire ou d'invasion et une fièvre secondaire correspondant à la suppuration des pustules ; tandis qu'on n'observe rien de semblable dans la morve, le charbon, où la fièvre d'invasion commence la série des accidents morbides et reste ce qu'elle est du début à la terminaison de la maladie.

Quand on envisage dans un coup d'œil d'ensemble la série des maladies virulentes, on voit la plupart d'entre elles, comme les maladies générales d'ailleurs, se traduire par une explosion vers la périphérie et produire ainsi des déterminations morbides cutanées, avec tous leurs modes : congestions, hémorrhagies, phlegmasies.

1° *Congestions* : erythème de la rougeole, de la scarlatine, du sang de rate, etc.

2° *Hémorrhagies* : fièvres éruptives hémorrhagiques de l'homme, pétéchies, ecchymoses de la fièvre charbonneuse des ruminants, tumeurs sanguines de la morve chronique, etc.

3° *Phlegmasies*, sous toutes leurs formes : congestion initiale dans la tache rouge de la pustule maligne (puce maligne d'Enaux et Chaussier), dans les papules de la variole et de la rougeole, etc. ; vésicules, vésico-pustules de la variole, de la morve, etc. ; bulles de la morve ; ulcérations dans les mêmes maladies, dans la syphilis et surtout dans la morve ; gangrènes de la morve et surtout du charbon.

Lésions de voisinage consécutives à la phlegmasie : œdème, induration plastique et spécifique du chancre huntérien, induration plus considérable du chancre chronique chez les vieilles prostituées ; œdème avec induration dans la maladie du coït des chevaux.

Après les déterminations morbides cutanées viennent, par ordre de fréquence et de signification, les altérations du système lymphatique, qui s'expliquent en partie par le rôle que jouent ces vaisseaux dans l'absorption du virus. Citons les adénopathies de la syphilis, le glandage de l'affection morveuse, les adénites de la vaccine. On remarquera que c'est surtout quand la maladie virulente est pyogénique que les ganglions s'affectent ainsi.

Les maladies virulentes entraînent parfois la production d'hémorrhagies disséminées sur les muqueuses et dans les parenchymes (affections charbonneuses) et de phlegmasies suppuratives et ulcéreuses. On observe aussi dans leurs cours des névroses, et l'une d'entre elles, la rage, est exclusivement caractérisée, chez tous les animaux où on l'a observée comme chez l'homme, par des phénomènes nerveux, exaltation ou dépression.

<h2 style="text-align:center">IX</h2>

Symptômes. — Il n'est guère possible de tracer, même à grands traits, une description symptomatique générale des maladies virulentes, qui puisse s'appliquer à chacune d'elles. Quoi de plus dissemblable, je le demande, que la variole et la syphilis, le charbon et la rage?

A. — Le plus grand nombre des maladies virulentes se caractérisent, au point de vue morphologique, par des déterminations morbides à la peau et sur les membranes muqueuses. A la peau, nous venons de le dire, elles se montrent sous toutes les formes : erythémateuse dans la rougeole, erythémato-vésiculeuse dans la scarlatine, pustuleuse dans la variole et ses dérivées ; pustuleuse encore dans le cow-pox et la vaccine comme dans la clavelée, dans la morve et le farcin comme dans la pustule maligne. Sur les membranes muqueuses, c'est encore la pustule qui devient le point de départ de l'ulcération dans la morve. Ainsi la pustule est la lésion cutanée la plus habituelle des maladies virulentes ; et sa forme est caractéristique dans un grand nombre d'entre elles (l'ombilication dans les maladies variolique et vaccinale, le pointillé en cul-de-dé dans la clavelée), ou bien son évolution est significative (à trois degrés dans la morve), etc.

B. — Les maladies virulentes telles que les affections charbonneuses, morvo-farcineuses, sont accompagnées d'accidents généraux typhiques quelquefois foudroyants, et avec adynamie et ataxie ; les maladies exanthématiques ou pustuleuses (rougeole, scarlatine, variole, clavelée, cow-pox), ont pour cortége habituel les symptômes de la fièvre inflammatoire, il n'y a d'accidents graves que dans certains cas exceptionnels, soit que la maladie ait été entravée dans sa marche, soit qu'elle emprunte à l'influence épidémique un caractère spécial.

Nous avons dit trop souvent déjà pour y insister davantage que les accidents généraux, et en particulier la fièvre, précédaient les accidents locaux dans les maladies virulentes développées spontanément ou par infection et survenaient après eux dans les maladies virulentes contractées par inoculation. Disons ici que la fièvre inflammatoire continue, et plus ou moins intense, dans les maladies exanthématiques et pustuleuses, présente une exacerbation ou reparaît (fièvre *secondaire*) au moment où la suppuration s'établit dans ces dernières. La fièvre est erratique, pseudo-intermittente ou hectique dans les affections morvo-farcineuses chroniques (A. Tardieu).

Pour être apyrétiques, les symptômes propres à la rage n'en sont ni moins effrayants ni moins graves. Ils consistent dans la surexcitation la plus désordonnée des fonctions nerveuses : exaltation sensorielle portée jusqu'à la douleur, exaltation intellectuelle portée jusqu'au délire, exaltation locomotrice portée jusqu'aux convulsions, et plus tard (chez les animaux) dépression allant jusqu'à la paralysie.

Comme la rage, la syphilis se prête assez difficilement aux généralités sur les maladies virulentes, ou plutôt elle embrasse dans son appareil symptomatique les caractères anatomiques des unes et les troubles fonctionnels des autres : ce qu'on en peut dire de plus général, c'est que les accidents qui lui sont propres se manifestent d'une façon centripète, de la peau vers les viscères. Dans son évolution à longue période elle affecte la peau, les membranes muqueuses, l'appareil locomoteur, le système nerveux, les viscères. Elle produit à la peau tous les actes pathologiques possibles depuis l'exanthème de la roséole jusqu'à l'ulcération profonde du rupia et au phagédénisme de certains chancres; sur les os elle se manifeste par des actes inflammatoires (ostéite et périostite, puis nécrose ou carie), hypertrophiques (exostoses et hyperostoses), et hétéromorphes (gommes et tumeurs fibro-plastiques); dans le système nerveux elle provoque des névroses, ou des maladies avec matière (hyperplasie et ramollissement); dans le tissu cellulaire et les muscles elle fait naître des gommes qui rappellent les abcès farcineux, dans les viscères des gommes encore qui simulent, par les lésions et les symptômes qu'elles déterminent, les maladies les plus variées (syphilis viscérale).

C. — Les maladies virulentes à marche chronique (affections morvo-farcineuses chroniques, syphilis), par les douleurs qu'elles causent, l'insomnie qu'elles entretiennent, les pertes qu'elles provoquent, entravent au plus haut degré les fonctions plastiques, et produisent ainsi graduellement l'anémie et le marasme (cachexie). Dans quelques cas de syphilis heureusement de plus en plus rares, la face se plombe, les extrémités s'infiltrent et des collections séreuses se forment dans les différentes cavités (cachexie, marasme syphilitique).

Entrant plus avant qu'on ne l'avait fait jusqu'à lui dans l'intimité des phénomènes, Virchow attribue l'anémie des individus atteints de maladies virulentes chroniques (syphilis) à l'altération des organes hématopoïétiques (glandes lymphatiques et rate). « La chlorose syphilitique, dit-il, et ceci est assez remarquable, est d'autant plus grave que les ganglions lymphatiques malades sont plus nombreux, plus engorgés[1]. »

X

ÉLÉMENTS MORBIDES. — La modalité pathologique la plus constante des maladies virulentes est la *congestion*, ce qui se comprend, d'une part en raison de l'état du sang qui, par suite de sa diffluence, tend à s'infiltrer dans les parenchymes; d'autre part en raison de l'état des forces nerveuses qui, réduites souvent à leur minimum, n'exercent plus sur la circulation leur influence régulatrice (Cl. Bernard); en troisième lieu enfin, par cela même que la congestion est l'état anatomique nécessairement antérieur à l'hémorrhagie et à la phlegmasie, et que ces deux actes morbides sont des plus fréquents dans les maladies virulentes.

Après la congestion, l'acte pathologique le plus souvent observé est *l'hémorrhagie*. Puis viennent, par ordre de fréquence, les *phlegmasies* (suppuratives habituellement, ulcéreuses souvent, gangréneuses quelquefois) et les *névroses*.

Les maladies virulentes ont surtout pour effet de développer dans l'organisme une tendance *pyogénique* et *ulcéreuse* (variole et affections varioliformes, cow-pox, clavelée, morve et farcin, syphilis, etc.). Assez souvent encore elles provoquent la tendance *gangréneuse* (charbon et pustule maligne).

1. *La Syphilis constitutionnelle*, p. 22.

Cette tendance pyogénique et ulcéreuse ne se manifeste pas seulement sur les membranes, à la peau et sur les muqueuses, mais encore dans les parenchymes (abcès métastatiques commençants dans la variole[1], pneumonie lobulaire et abcès métastatiques du poumon dans la morve, etc). Il est même une maladie virulente, propre à l'espèce bovine qui consiste exclusivement dans la production d'une pneumonie exsudative et purulente (péripneumonie épidémique).

La tendance gangréneuse sévit également sur les parenchymes dans quelques affections virulentes (pneumonie bovine).

Dans un rapprochement plein de vérité, Virchow compare les actes morbides de la syphilis à ceux des maladies infectieuses (*zymoses*[2]), et surtout à ceux de la morve et du farcin. Dans la syphilis comme dans la morve, en effet, ulcérations locales suivies de l'altération des ganglions (bubons et adénopathies de la syphilis, glandage de la morve); dans l'un comme dans l'autre cas, éruptions cutanées, formation de nodosités et d'ulcérations dans le tissu cellulaire sous-cutané, dans le périoste et les os, les poumons et les testicules, le larynx et les organes internes les plus divers[3] (cela est vrai surtout de la syphilis). Il s'ensuit que dans la syphilis le produit morphologique n'a pas une valeur absolue.

Les gommes, par exemple, ne présentent aucun caractère histologique qui les différencie absolument des productions simplement inflammatoires; ce n'est que dans l'histoire de leur évolution, dans leur siège, leur mode d'apparition et leurs suites qu'on peut porter un diagnostic certain[4]; c'est-à-dire que le clinicien l'emporte ici sur le micrographe.

Pour Virchow, le processus morbide caractéristique fondamental, *actif* de la syphilis, c'est l'irritation légère (hypertro-

---

1. PIORRY, *op. cit.*, t. VII, p, 474.
2. De ζύμη, *levain.*
3. *Op. cit.*, p. 177.
4. *Op. cit.*, p. 180.

phie, hyperplasie) ou l'inflammation spécifique grave. Dans ces deux cas, il y a *prolifération* du tissu conjonctif ; seulement, dans le premier cas, la prolifération est peu considérable ; dans le second, elle est intense. La prolifération cellulaire prédomine-t-elle, la substance intercellulaire devient rapidement molle, gélatineuse, muqueuse ou fluide, et la masse de la tumeur, puriforme ; la prolifération est-elle peu abondante, c'est sur la substance intercellulaire que porte le travail hypertrophique, alors ou bien les cellules restent ce qu'elles étaient, ou bien elles deviennent granuleuses, puis graisseuses, et ainsi se forme la nodosité sèche et jaune des organes internes (poumons, foie, reins).

Souvent l'hyperplasie, l'inflammation simple et la gomme se trouvent à côté l'une de l'autre.

La syphilis viscérale attaque soit les enveloppes, soit les parenchymes. Dans les parenchymes, ce sont les masses interstitielles du tissu conjonctif qui subissent l'inflammation simple ou gommeuse. Alors le tissu spécial (glande, muscle, etc.), peut s'atrophier, se nécroser et même s'hypertrophier.

La rate et les ganglions présentent seuls une tendance constante à l'augmentation hyperplastique des cellules glandulaires. L'altération des ganglions peut se diviser en trois stades :

a. Stade d'hyperémie irritative (hypertrophie) ;

b. Stade hyperplastique (infiltration médullaire) ;

c. Stade de transformation caséeuse et graisseuse.

Les accidents syphilitiques *passifs* sont de deux ordres :

a. La *dégénérescence amyloïde* de la rate, des reins, du foie, de la muqueuse intestinale avec leurs conséquences, l'anémie, l'hydroémie, l'albuminurie, l'hydropisie et la diarrhée.

b. L'atrophie simple de la peau, la chute des cheveux et des ongles, l'atrophie de la graisse, des muscles, du sang.

Le sang peut présenter quatre altérations différentes :

a. Infection spécifique qui n'est pas durable; le sang se purifie en déposant le virus dans les organes;

b. Atrophie simple (par activité moindre des organes hématopoïétiques dégénérés);

c. Leucocytose par excès d'action des organes hématopoïétiques irrités (ganglions et rate);

d. Hydrémie (par dégénérescence amyloïde des organes abdominaux).

XI

Variétés de forme. — La plupart des maladies virulentes ont leur symptôme pathognomonique qui, avec quelques autres symptômes secondaires, sert à constituer le type de la maladie. Or il arrive que, par le fait de modifications imprimées à l'action du virus par la spontanéité du support vivant, la maladie subit des dégradations successives qui l'éloignent progressivement du type primitif. Et alors, il faut, pour reconnaître sous la différence du phénomène l'identité de l'origine, toute la puissance de l'esprit d'induction et d'analogie, aidé d'une longue observation et appuyé sur la méthode expérimentale.

C'est par l'observation sagement interprétée qu'on a pu reconnaître chez l'homme, au milieu des épidémies, les fièvres éruptives sans éruption. Ainsi de la variole confluente à la fièvre varioleuse sans éruption, il y a une dégradation de teintes progressive et insensible : la variole confluente a une fièvre intense et une éruption considérable; la variole discrète une fièvre plus ou moins intense et une éruption très-peu considérable; la variole *tronquée* des anciens (sans variole antérieure), encore de la fièvre mais une éruption qui ne suppure pas; enfin la variole sans éruption, de la fièvre seulement; et ce qui prouve l'identité de ces formes diverses, c'est que les individus qui en ont été atteints sont également préservés de la variole et réfractaires à l'inoculation [1]. La vaccine se montre avec la même variation de types, et sa forme la plus atténuée, où fièvre vaccinale sans pustules aux points d'inoculation, n'en jouit pas moins de la vertu préservatrice de la vaccine la plus complète [2].

C'est encore l'observation patiente et sagace qui a permis de distinguer chez les animaux, à côté de la fièvre charbonneuse avec gangrènes cutanées, une fièvre charbonneuse sans gangrènes, laquelle pour consister seulement en symptômes généraux, n'en est pas moins de beaucoup la plus grave, comme si les manifestations vers la périphérie agissaient à la façon de phénomènes émonctoires et critiques [3].

Ainsi encore on a observé quelques cas rares de morve aiguë sans l'éruption caractéristique (Tessier, de Puisaye [4]). Ce n'est pas tout, l'affection morveuse existe et la lésion pathognomonique, l'ulcération des fosses nasales fait défaut ; c'est la morve sans la morve, c'est le farcin. Nous arrivons alors à ces cas où l'expérimentation est nécessaire, et complète l'observation. C'est après avoir inoculé un même virus à des chevaux différents, et avoir constaté chez ceux-ci le développement de la morve et chez ceux-là celui du farcin, qu'on a pu affirmer que ces deux affections étaient des manières d'être différentes de l'organisme en présence et sous l'action d'un même virus. C'est encore en suivant la même voie expérimentale que M. le professeur Rayer, en dépit d'une opposition des plus vives, a pu faire admettre au nombre des vérités scientifiques les plus incontestables l'identité de l'affection morvo-farcineuse chez le cheval et chez l'homme [5].

Dans la syphilis par hérédité on ne peut établir aucune

1. Bousquet, *Vaccine et éruptions varioleuses*, p. 49.
2. Id., *ibid.*, p. 541.
3. Bouley et Reynal, *op. cit.*
4. *Gaz. méd.*, p. 711, 1842.
5. Voir Séances de l'Académie de médecine, du 23 octobre 1838 au 5 février 1839.

corrélation entre les accidents des générateurs et ceux du nouveau-né. Ce qui est vrai, c'est que le plus ordinairement les accidents sont secondaires chez les parents et chez l'enfant, et que les tertiaires (sinon ceux de la syphilis viscérale) sont très-rares chez celui-ci, bien qu'ils soient très-fréquents chez ceux-là.

Les symptômes les plus communs de la syphilis infantile sont les *plaques muqueuses* et les *syphilides*.

C'est sur la *membrane muqueuse* des paupières, des fosses nasales et de la bouche que le virus syphilitique porte plus spécialement son action chez l'enfant.

Les maladies viscérales de provenance syphilitique sont la phlegmasie spécifique du *thymus* (P. Dubois), la formation d'une matière spéciale dans les *poumons* (Depaul), enfin des altérations du *foie* avec coloration jaunâtre et granulations blanches du tissu hépatique, dureté et forme globuleuse de l'organe dont les réseaux vasculaires sont oblitérés par une grande quantité de tissu fibro-plastique[1]. On a tenté d'expliquer les altérations du foie par l'action directe exercée sur le foie du fœtus par le sang de la mère syphilitique; mais cette explication n'est que spécieuse, attendu qu'elle ne peut s'appliquer aux cas de syphilis de provenance paternelle.

La variole *in utero* (celle qui atteint le fœtus), est caractérisée par le petit nombre des pustules et leur évolution incomplète, analogue à celle des pustules des membranes muqueuses : ce qui tient vraisemblablement à ce que la peau baigne dans le liquide amniotique et se trouve à l'abri du contact de l'air[2].

Les auteurs qui admettent la clavelée héréditaire ne signalent point les caractères de celle-ci[3].

La morve héréditaire n'offre aucun caractère distinctif[4].

1. Gubler, *Mém. de la Société de biologie*, p. 10. 1852.
2. Voy. Grisolle, *Traité de pathologie interne*, t. I, p. 101, 1862.
3. Voy. Bouley et Reynal, *op. cit.*, t. III, p. 691.
4. Tardieu, thèse citée.

XII

Marche. — Les affections virulentes sont aiguës ou chroniques, le plus souvent aiguës. Les exanthèmes, les affections charbonneuses, ont toujours une marche rapide. D'autres maladies sont aiguës dans certaines de leurs formes et chroniques dans certaines autres (morve et farcin). Seule, la syphilis est essentiellement chronique.

Un des caractères remarquables des maladies virulentes, c'est, entre tant d'autres, la régularité du type : ainsi dans les exanthèmes, de l'invasion à la terminaison de la maladie on voit se succéder les phénomènes avec une régularité telle que la modification dans la marche implique souvent une aggravation dans le pronostic. Les affections charbonneuses sont également très-régulières dans leur évolution. Il n'est pas jusqu'à la syphilis, dont la longue durée offre plus de prise aux perturbations accidentelles, qui n'obéisse dans ses actes intermittents à une certaine loi d'évolution, dont on a cependant exagéré la rigueur.

XIII

Terminaison. — Les maladies virulentes ont des terminaisons bien diverses : elles offrent ceci de remarquable que la guérison peut parfois sembler complète et, qu'au bout d'un temps variable, des accidents spécifiques nouveaux se déclarent, donnant ainsi la preuve évidente que le virus existait encore au sein de l'organisme (syphilis).

La mort est la terminaison certaine pour quelques maladies virulentes (rage, morve aiguë), et possible pour la plupart d'entre elles. Car, bien que nous puissions nous rendre maîtres des accidents primitifs de la syphilis, nous sommes loin de pouvoir réparer les désastres organiques que produit une syphilis invétérée. La guérison est habituelle pour certaines formes locales, telles que la pustule maligne, quand une cautérisation assez énergique a mis à l'infection une barrière infranchissable.

Les maladies virulentes peuvent-elles se métamorphoser? Nous avons déjà traité cette question à propos du grease, du cow-pox et de la variole. On l'a également soulevée relativement à la syphilis. Les raisons qu'on a invoquées, les faits qu'on a cités ne sont pas suffisants pour faire admettre une doctrine aussi contraire aux principes les plus accrédités de la pathologie générale.

XIV

Pronostic. — Il se divise en deux parties : pronostic *général*, c'est-à-dire fondé sur la nature de l'affection et, quelquefois, sur certaines conditions extérieures, et pronostic *individuel*, aussi varié qu'il y a de supports divers.

Le pronostic individuel semblerait avoir une médiocre importance dans un groupe d'affections dont la cause est spécifique, cependant il n'en est rien, et l'on peut dire que l'état individuel est pour quelques maladies virulentes (variole, syphilis), la base du pronostic en même temps que l'origine de la diversité dans la marche.

Eu égard au pronostic général, on peut dire que les maladies virulentes sont toutes des affections graves, sauf la vaccine : l'épidémicité est pour quelques-unes une cause d'aggravation. La syphilis est peut-être une des affections virulentes dont le pronostic est le plus sérieux (je ne parle évidemment pas de la rage et de la morve, désespoir des thérapeutistes); mais, tandis que le virus charbonneux accomplit rapidement ses ravages et donne pour ainsi dire en quelques jours la mesure de sa puissance, nous voyons le virus syphilitique accaparer à lui les forces vives de l'organisme, s'attaquer aux organes hématopoïétiques et substituer sa trame morbide aux tissus les plus essentiels à la nutrition.

Le type aigu ou chronique modifie singulièrement le pronostic : il suffit, pour le prouver, de signaler la morve aiguë et le farcin chronique.

Un élément précieux de pronostic est le défaut d'aptitude de l'économie à contracter deux fois une même affection. Il en résulte que la récidive, qui est rare, est presque toujours moins grave.

XV

Étát des liquides et des solides. — L'idée de virus comporte celle de liquide; l'idée de liquide celle d'absorption, et l'idée d'absorption celle d'infection du sang. Il était donc naturel de chercher à savoir dans quel état se trouvait le sang des sujets affectés de maladie virulente. Ainsi a-t-on fait; mais les analyses sont peu édifiantes; elles nous apprennent seulement que ce liquide est altéré comme dans les maladies les plus graves. De l'altération spécifique on n'a rien découvert.

M. le professeur Piorry, dans son volume consacré aux *Anomémies*[1], MM. les professeurs Andral et Gavarret, dans leur

____

[1] *Traité de pathologie iatrique*, t. II, 1847.

Hématologie pathologique, n'ont pu nous révéler l'état spécial du sang dans les maladies virulentes. Ils n'y ont constaté que des modifications quantitatives ; les modifications qualitatives nous restent encore inconnues.

Assurément MM. Magendie, Nonat et Bouley ont été frappés de la ressemblance que présentait le sang d'un individu affecté de *morve* avec le sang des sujets atteints de fièvre typhoïde. Chez ce même individu, le sang tiré de la veine formait une couenne peu consistante, au-dessous d'elle le cruor était mou et d'un rouge vineux[1].

De son côté, M. Donné a bien constaté, sur l'un des malades de M. Saussier, que, dans le sang sortant de la veine, les globules présentaient un aspect un peu huileux et des chapelets moins nets ; il n'existait que très-peu de globules bien formés. Le sang défibriné se partageait en trois couches : 1° globules intacts ; 2° sérum transparent ; 3° globules muqueux. Cette dernière couche n'offrait presque aucun globule blanc bien marqué, bien net ; on ne voyait que des plaques grises, composées de quelques globules blancs déformés, de globules sanguins altérés, de particules amorphes et de granulations ; en un mot, quelque chose rappelant la sanie des pustules cutanées. Cette couche, traitée par l'amidon, présentait un peu de viscosité. (Saussier, *Nouv. obs. de Morve chez l'homme. Voy. l'Expérience*, t. V, p. 378, 1840.)

Quant à MM. Nonat et Bouley, ils ont cru reconnaître dans le sang de leur malade la présence d'une certaine quantité de globules de pus, et M. N. Guillot partagea cette opinion. Mais qu'y a-t-il là de caractéristique ?

« Il est fâcheux, disent à ce sujet MM. Monneret et Fleury, que MM. Andral et Gavarret n'aient pas eu l'occasion de diriger leurs recherches sur l'état du sang dans la morve. »

---

1. Nonat et Bouley, Recherches sur la morve aiguë, in *l'Expérience*, t. IV, p. 357.

Résumant à ce sujet l'état de la science à l'époque où il écrivait (1847), — et cet état est resté stationnaire, malgré quinze ans écoulés, — M. Piorry fait justement observer « qu'on ne voit rien qui soit spécial à la toxhippémie, ou affection morveuse, et ce n'est certainement pas sur de tels faits que nous fondons la croyance où nous sommes qu'une toxémie est le point de départ des accidents virulents[1]. » En effet, il n'y a rien là de caractéristique : de telles observations rappellent, avec plus de précision seulement, les assertions de Huxham.

Des analyses faites par MM. Andral et Gavarret dans cinq cas de *varioles* confluentes, il résulte que les globules sont restés à leur chiffre ordinaire, si ce n'est dans un cas de variole hémorrhagique ; quant à la fibrine, elle n'a présenté que des différences insignifiantes.

Dans la *rougeole*, la fibrine a paru conserver, à peu de chose près, son chiffre normal, et les globules, quelquefois plus nombreux, sont, dans la majorité des cas, restés dans les limites de l'état physiologique.

Les recherches de MM. Becquerel et Rodier n'ont rien ajouté à ces analyses.

Le sang présente dans la *rage* une remarquable fluidité que Van Swieten avait déjà signalée en la comparant à celle qu'on observe dans les varioles graves. Fluidité qui explique très-bien, pour le dire en passant, les congestions multiples qu'on observe dans cette maladie.

Malgré de grandes difficultés d'exécution, M. Clément, d'Alfort, n'en a pas moins tenté de faire des analyses quantitatives de quelques échantillons de sang recueilli chez des animaux charbonneux quelque temps avant la mort.

« De ces analyses il résulte qu'il y a une *diminution de plus des deux tiers de la fibrine* et une augmentation de la matière colorante rouge[2]. »

1. Piorry, *op. cit.*, t. III, p. 545.
2. Bouley et Reynal, *Dict. cité*, t. III, p. 509.

Est-il besoin de faire ressortir l'analogie saisissante qui rapproche cet état du sang dans les affections charbonneuses de l'état de ce liquide dans les affections graves? Il s'agit évidemment de l'*état scorbutique* ou *de dissolution*, signalé dès la plus haute antiquité ; étudié avec tant de sagesse et de profondeur par Huxham [1], et définitivement connu depuis les travaux de MM. Andral et Gavarret. C'est l'humorisme ancien contrôlé et confirmé, cette fois, par l'humorisme moderne.

Le professeur Delafond, d'Alfort, ayant examiné au microscope le sang d'animaux atteints de la fièvre charbonneuse, a constaté que l'enveloppe colorée des globules, était déchiquetée et dentelée, altération qui se rencontre sur les globules du sang putréfié. Les autres principes organiques constitutifs du sang, tels que les globules blancs, la fibrine, l'albumine, n'auraient présenté à l'examen au microscope aucune altération manifeste.

De son côté, le savant professeur d'histologie, M. Robin, a examiné à différentes reprises, du sang d'animaux affectés du charbon. Dans le seul cas où M. Robin ait pu étudier d'une manière approfondie, et au milieu de circonstances favorables du sang extrait de la jugulaire d'un mouton charbonneux, six heures avant la mort, l'habile micrographe n'a pas constaté les altérations de l'enveloppe colorée des globules signalée par M. Delafond.

Ainsi, les moyens physiques d'exploration moderne ne nous ont que médiocrement édifiés sur la nature du sang dans les affections charbonneuses ; ce qui n'est pas à dire pour cela qu'on doive rejeter leur concours.

En résumé, ce que nous savons de plus précis quant aux altérations du sang dans le charbon, c'est :

1° Une diminution considérable dans le chiffre de la fibrine ; — et, comme conséquence, l'incoagulabilité de ce liquide ;

2° L'augmentation de la matière colorante ou cruorique (ou

----

1. *Essai sur les fièvres*, chap. IV, V et VIII.

tout au moins le plus grand volume du caillot insuffisamment
rétracté par une fibrine peu abondante);

3° La rapidité avec laquelle le sang se transforme en une
bouillie épaisse, noirâtre et d'apparence poisseuse;

4° Enfin, la promptitude avec laquelle la fermentation putride s'en empare[1].

Je n'entreprendrai pas de décrire, ni même de mentionner
les diverses lésions des maladies virulentes; ce serait faire de
la pathologie spéciale. Il me suffira donc de dire, avec M. le
professeur Monneret[2], qu'elles siégent presque toutes à la
peau et sur les membranes muqueuses, et qu'elles consistent
« en phlegmasies spécifiques (vaccine, variole), en gangrène
(pustule maligne, morve), en ulcération (syphilis), en abcès
de mauvaise nature (farcin chronique). »

J'ajouterai que quelques-unes sont spécifiques (ulcérations des voies aériennes et abcès du poumon dans la morve
aiguë, inflammation exsudative de la péripneumonie épizootique, etc.). J'ai déjà suffisamment insisté (voir *Éléments morbides*) sur les lésions multiples disséminées et caractéristiques
de la syphilis pour n'y point revenir. Je citerai seulement
parmi les lésions de la syphilis viscérale certaines altérations désignées par l'École allemande sous les noms de dégénérescence *lardacée, cireuse* ou *amyloïde*.

M. Rayer[3] a rattaché, le premier, ces lésions à la cachexie
syphilitique. Il les décrit dans les reins et le foie, et compare
les points altérés à de la cire jaune[4]. Après lui, Rokitansky,
Dittrich, H. Meckel, Virchow les ont signalés dans ces organes
et dans la rate, et les ont rattachés, soit directement à la syphilis, soit à l'altération des os. J'ajoute encore que, passant
en revue les principaux organes internes et étudiant les altérations que l'action de la syphilis y détermine, Virchow y a

1. Bouley et Reynal, *Dict. cit.*, t. III, p. 509.
2. *Pathologie générale*, t. II, p. 96.
3. *Traité des maladies des reins.* Paris, 1840; vol. II, p. 488.
4. *Loc. cit.*, p. 497.

partout reconnu deux séries de néoplasies : l'une se rapprochant des formes hyperplastiques ou inflammatoires ; l'autre présentant une analogie plus marquée avec les irritations spécifiques. Dans les deux cas, et le célèbre professeur insiste sur ce point, c'est le tissu conjonctif, ou les tissus qui lui ressemblent (tissu osseux, tissu médullaire), qui est le point de départ de l'altération. Les éléments spécifiques des tissus (cellules glandulaires, fibres musculaires) s'atrophient, en vertu de la prolifération du tissu interstitiel, et enfin se détruisent par suite d'une espèce de *nécrobiose*, étouffés qu'ils sont par la prolifération cellulaire[1].

Je ne peux pas quitter ce sujet sans insister sur un fait d'anatomie pathologique qui s'élève presque à une hauteur doctrinale, et qu'on n'a pas encore suffisamment fait ressortir, que je sache : je veux parler de l'état de la rate et des ganglions lymphatiques dans les maladies virulentes : dans presque toutes, si l'on en excepte la rage, la pneumonie épizootique, la rougeole et la scarlatine, où l'on ne s'en est peut-être pas beaucoup préoccupé, on trouve une altération profonde de la rate et des ganglions.

« Dans le charbon, la rate est le siège de lésions très-remarquables, qui, en raison de leur constance et des caractères sous lesquels elles se présentent, peuvent être considérées comme l'expression la plus vraie, la plus rigoureuse de l'existence d'une maladie charbonneuse. Tous les auteurs sont unanimes sur ce point d'anatomie pathologique.

« Le volume de la rate est double, triple et quadruple de son volume normal ; ses dimensions en largeur, en longueur et en épaisseur ont augmenté dans les mêmes proportions. La surface extérieure de cet organe, d'une couleur livide, bleuâtre ou noirâtre, est tantôt unie et tantôt bosselée irrégulièrement : ses bosselures sont formées par des amas de sang qui ont soulevé son enveloppe propre, laquelle parfois

1. *Op. cit.*, p. 172.

déchirée, donne issue à un sang liquide, épais et très-noir. Si on incise cet organe, le sang incoagulé, qui le gorge outre mesure, s'échappe sous la forme d'une bouillie semblable par la couleur et par la consistance à de l'encre de Chine. En pressant le tissu splénique, et mieux en le lavant sous un courant d'eau continu, on entraîne facilement tout le putrilage infect qu'il renferme, et on met à nu le canevas fibreux de l'organe coloré en rouge-noir. Conservée intacte, la rate se putréfie quelques heures après la mort [1]. »

Le système lymphatique est constamment malade dans la même affection, les ganglions sont ecchymosés, jaunâtres, ramollis et se réduisent facilement en bouillie peu consistante [2].

La rate est souvent congestionnée, augmentée de volume, ramollie, diffluente et s'écrase sous les doigts en un détritus noirâtre, dans la morve aiguë. Dans cette même forme de l'affection, les ganglions lymphatiques sont congestionnés, ramollis, suppurés; la suppuration a été également signalée dans la morve chronique [3].

Dans près du tiers des cas de variole terminée par la mort, et où l'état de la rate est noté, cet organe est augmenté de volume, gorgé de sang liquide, souvent couleur lie de vin, et presque toujours ramolli [4]. L'état des ganglions n'est pas mentionné.

Dans la clavelée, si analogue à la variole humaine, les ganglions lymphatiques de toutes les parties du corps, notamment au cou, à l'aine et dans le mésentère, sont gros, tuméfiés, imbibés de sérosité, pointillés en rouge et s'écrasent facilement sous la pression. *Cette altération pathologique qui est constante, peut servir à faire distinguer, après la mort, la clavelée de quelques autres maladies.*

1. *Dict. de vétér.*, t. III, p. 517.
2. *Op. cit.*, p. 514.
3. *Compend. de méd. pratique.*, art. MORVE.
4. RILLIET et BARTHEZ, *Traité des maladies des enfants*, t. III, p. 44.

On sait quel est l'état des ganglions dans la syphilis, et Virchow insiste sur celui de la rate, où domine l'hyper-plasie.

Or, n'est-il pas évident pour qui sait l'analogie de structure histologique et de fonctions hématopoiétiques des ganglions lymphatiques et de la rate, qu'on peut attribuer, du moins en partie, aux altérations de ces organes, la dyscrasie du sang dans les maladies virulentes? Pourrait-on ne pas voir que la lésion constante qui, dans ces maladies, frappe les organes de l'hématopoièse, est précisément celle qui les affecte dans les maladies infectieuses? Et ne doit-on pas signaler cette communauté de lésions matérielles après la communauté fréquente de cause et de symptômes?

XVI

ÉTAT RÉFRACTAIRE. — Dans l'espèce de lutte qui s'établit entre le support vivant et le virus, l'organisme est quelquefois triomphant. En effet, certains sujets sont absolument *réfractaires* à l'inoculation de la vaccine, de la variole, de la syphilis, de la rage, etc.

Cet état réfractaire est démontré par l'impunité avec laquelle un grand nombre de personnes s'exposent aux causes de contagion virulente dans les épidémies de fièvres éruptives, par exemple.

L'état réfractaire peut d'ailleurs n'être que temporaire, et tel individu qui aura résisté longtemps à l'action d'un virus pourra finir par y succomber; il y a là une question d'opportunité morbide qu'il est plus facile de constater que de comprendre.

On voit aussi des individus en moins grand nombre, il est vrai, qui peuvent impunément braver la contagion syphili-

tique et servir de moyen de transport du virus, qui frappera
d'autres moins heureux. Cet état réfractaire est surtout démontré pour quelques maladies virulentes : ainsi, sur 99 individus mordus par des chiens enragés, 41 seulement devinrent hydrophobes[1]; sur 224 chiens également mordus
par des chiens enragés, il n'y en a eu qu'un tiers qui con-
tractèrent la rage, d'après M. Renault. M. Hert, de Berlin, n'a
même trouvé que la proportion d'un huitième pour 137 chiens
mordus.

Il s'ensuivrait de tels chiffres discordants, relativement à la
contagion de la rage chez l'homme et le chien, ce paradoxe
étiologique, que l'organisme d'où la rage est originelle est
moins apte à la contracter que celui auquel elle est étrangère.
Peut-être un aussi singulier résultat de la statistique trouve-
t-il son explication dans ce fait que le chien est protégé par
des poils sur lesquels l'animal enragé peut essuyer la bave
dont ses dents sont souillées, tandis que l'homme est souvent
mordu à la face ou aux mains.

Quelques organismes sont absolument réfractaires à l'action des virus; on sait par les expériences de M. Renault,
qu'il est impossible d'inoculer la rage aux oiseaux de basse-
cour.

L'état réfractaire peut exister chez le même individu pour
une certaine maladie virulente et n'exister point pour une
maladie virulente analogue. M. le professeur Depaul a vu récemment un enfant nouveau-né résister à une première vaccination, puis à une seconde, et n'en être pas moins pris huit
jours après celle-ci d'une variole à laquelle il succomba. La
variole n'avait donc pas été modifiée. On ne peut d'ailleurs
arguer de la mauvaise qualité du virus employé, attendu que
le même vaccin avait provoqué chez d'autres enfants la pustule caractéristique. De tels faits, dont je pourrais rapporter
un exemple qui m'est personnel, prouveraient indirectement

[1] Tardieu, *Annal. d'hygiène*, t. XIII.

la différence de nature de la variole et de la vaccine, si cette différence avait besoin d'être prouvée.

IMMUNITÉ. — Une des plus remarquables propriétés des maladies virulentes est de modifier à ce point les solides et les liquides des corps vivants qui ont une première fois subi leur atteinte, que ces organismes deviennent réfractaires à l'action d'un même virus.

Il y a alors *immunité*, laquelle n'est autre chose qu'un état réfractaire acquis.

Sans vouloir entrer dans une discussion métaphysique relative à l'immunité, ne peut-on pas la comparer à une impression persistante, mais qui va cependant s'effaçant avec le temps? En effet, l'immunité est d'autant plus forte que l'action de la cause virulente est plus récente, et réciproquement. Il s'ensuit que l'immunité n'est ordinairement que temporaire, que l'organisme perd ainsi peu à peu l'imprégnation virulente, et, par suite, sa force de résistance à l'action d'un même virus. Le fait était démontré depuis longtemps pour la variole, il s'est confirmé plus récemment pour la vaccine.

L'observation apprend que cette force de résistance décroît proportionnellement au temps; car, dit M. Michel Lévy[1], « les revaccinations réussissent en proportion d'autant plus fortes qu'elles ont lieu à une époque plus éloignée de la première vaccination[2]. »

La rapidité avec laquelle l'immunité s'acquiert est souvent des plus considérables, ainsi des inoculations de vaccine

---

1. *Op. cit.*, t. II, p. 508.

2. Voici des chiffres : « Les *recrues* des armées de Wurtemberg, de Danemark et de Prusse ont donné 30 à 40 succès sur 100. Bousquet a obtenu un quart de secondes vaccines bien établies : telle est aussi la proportion que j'ai obtenue en 1834, à Montpellier, sur des *militaires* du 11e et du 26e de ligne. Baudelocque a échoué sur 41 *enfants;* lors de l'épidémie de Provence, Maillé n'a pu obtenir une bonne revaccination au-dessus de 10 ans, tandis qu'il a réussi constamment à 15 ans de la première vaccine. » (Michel Lévy, t. II, p. 509.)

pratiquées dès le second jour d'une première vaccination n'ont donné lieu à l'apparition d'aucune pustule vaccinale (Monneret) ; tout au plus y a-t-il eu parfois quelques pustules de vaccinoïde trahissant, par leur apparition même, l'action exercée par l'inoculation première. Les expériences de M. Martin (voy. p. 17) prouvent également cette extrême rapidité de l'immunité.

Si une quantité presque infinitésimale de virus varioleux donne la variole, en est-il ainsi du virus vaccinal et du virus syphilitique? Il est évident que, puisqu'il y a variole, c'est que l'organisme est saturé; et que, parce qu'il y a saturation, il y a immunité.

L'analogie nous permettrait donc de résoudre ici une question de prophylaxie, à savoir, combien de pustules vaccinales faut-il pour créer l'immunité? Il ressort cependant de chiffres empruntés au docteur Mason par M. Lasègue, que l'immunité est d'autant plus probable que les pustules sont plus nombreuses[1].

RÉCIDIVE. — C'est en vertu de l'immunité créée par elles que la récidive des maladies virulentes que nous connaissons le mieux est rare. Mais comme cette immunité n'est pas absolue, elle ne met pas complétement à l'abri de la récidive; seulement il peut arriver alors ou que l'impression de la maladie première soit complétement effacée, ce qui est peu fréquent, et, dans ce cas, la récidive est aussi grave ou plus grave qu'à la première atteinte; ou que l'impression persiste encore en partie, auquel cas la maladie virulente est

---

1. Ainsi, sur 768 varioleux portant une seule cicatrice vaccinale, 559 eurent la varioloïde et 3 moururent; sur 600 varioleux à deux cicatrices, 486 eurent la varioloïde et un seul mourut; sur 187 varioleux ayant trois cicatrices, 156 eurent la varioloïde. Ce qui donne la proportion sur 100 :

Avec une seule cicatrice....... 73,6 varioles modifiées pour 100.
— deux — .... 79,9 — — — —
— trois — .... 83,4 — — — —

Le nombre des cas de variole modifiée augmente donc avec le nombre des cicatrices.

presque toujours modifiée et sa gravité amoindrie (vario-
loïdes).

Comme corollaire de la doctrine de l'immunité, on est en
droit de se poser la question suivante :

Peut-on avoir deux fois la vérole? — On peut répondre *a
priori* 1° que la syphilis est incontestablement une maladie
virulente, 2° qu'elle peut guérir, 3° que toute maladie virulente guérie crée l'immunité, 4° que cette immunité n'est
souvent que temporaire et 5° que, par conséquent, la syphilis
peut récidiver. Cet enchaînement de propositions ne se tient
qu'à la condition d'admettre la guérison de la syphilis. Or,
cette guérison est-elle possible? Le plus grand nombre l'affirment, et il en existe d'irrécusables exemples. Maintenant la
syphilis peut-elle récidiver? M. Ricord disait, en 1858 : « La
science ne possède pas un fait de récidive. » Depuis cette
époque, une observation plus attentive a fait constater nettement des cas où il y a eu deux évolutions successives de
syphilis. C'est à Diday [1], Rollet [2], Follin [3], Delestre [4], qu'on
en doit les observations, et le travail de Diday en renferme à lui seul trente observations. Dans les secondes vé-
roles, généralement modifiées, *véroloïdes*, comme les appelle
Diday, il y a eu chancre induré et accidents consécutifs, mais
ordinairement moins graves et pouvant guérir sans mercure
très-facilement. Ce qui rentre dans les lois générales de la
récidive.

Voici ses conclusions :

1° En règle générale, le virus syphilitique, comme d'ailleurs tous
les virus, n'exerce pas deux fois sur le même individu la même action.

2° Introduit chez un sujet syphilitique, ce virus ne produira aucun
effet. Introduit chez un sujet qui a eu, mais qui n'a plus la syphilis
actuellement, il produira une syphilis modifiée.

3° Plus la première syphilis a été faible, plus l'époque où elle

1. *Arch. de méd.*, 1862. Juillet et août.
2. *Gaz. méd. de Lyon.*, 1857, p. 212.
3. *Gaz. hebd.*, 1854, t. I, p. 213.
4. *Gaz. hebd.*, 1860, p. 56.

a existé sera éloignée, au moment de la seconde introduction du virus, plus le virus mis en contact, la seconde fois, sera énergique (Diday suppose le virus de l'accident primitif apte à donner une syphilis plus intense que le virus de l'accident secondaire) et plus la seconde atteinte de la syphilis sera forte, et *vice versâ*.

4° L'expérience d'accord avec ces données traditionnelles, montre que les seuls sujets sur lesquels la deuxième introduction du virus ait produit quelque effet pathologique, *sont ceux qui étaient alors guéris de leur première vérole*, ou qui du moins n'en avaient plus que des symptômes tertiaires, c'est-à-dire ceux qui ne se transmettent ni par génération ni par contact.

ANTAGONISME. — L'immunité semble résulter d'un antagonisme du virus à l'égard de lui-même, d'un auto-antagonisme ; mais cet antagonisme existe-t-il au même degré pour un virus à l'égard des autres virus, y a-t-il au même titre hétéro-antagonisme ? Il importe de considérer ici dans les virus l'identité, l'analogie et la différence. Un virus *identique* est antagoniste pour lui-même, l'immunité le prouve assez (variole, syphilis) ; un virus *analogue* est antagoniste pour son analogue (vaccine et variole) ; un virus *différent* n'est pas antagoniste pour un autre virus (variole et rage, variole et syphilis, etc.).

L'antagonisme des virus se manifeste même pendant la période latente de leur action : on a vu la variole heureusement modifiée lorsque, pendant la fièvre primaire ou même au début de l'éruption, la vaccination était pratiquée. Dans ce cas il peut arriver une de ces deux choses : ou bien les deux éruptions se développent simultanément en se modifiant réciproquement, ou bien elles se développent successivement et la variole, qui évolue la première, peut être modifiée sans que la vaccine ait paru (influence de la vaccine sur la variole), puis la vaccine se développe, mais modifiée dans sa forme et sa marche (influence de la variole sur la vaccine). (Rayer, A. Tardieu.)

INFLUENCE RÉCIPROQUE DES MALADIES VIRULENTES SIMULTANÉES. — M. le professeur Rayer admet que la vaccine adoucit la variole quand les deux éruptions marchent ensemble. MM. Tardieu, Clérault et Legendre citent de nombreux faits confirmatifs de cette doctrine. De leur côté, MM. Rilliet et Barthez affirment que la vaccine, loin de tempérer la variole naissante ou près de naître, ne fait qu'ajouter à sa gravité. Ainsi, de part et d'autre, on admet l'influence possible; cependant, M. Bousquet la nie. En réalité, l'observation de M. Tardieu, à laquelle j'ai déjà fait allusion, démontre que la variole et la vaccine s'influencent réciproquement. (Voy. *Antagonisme*, p. 74.)

On sait que si la rougeole survient dans le cours de la variole, elle en suspend la marche et se développe seule; et qu'au contraire, la variole survenant dans le cours de la rougeole, n'en entrave pas l'évolution, mais se développe concurremment[1]. C'est aussi ce qui a lieu soit pour la scarlatine et la variole simultanées, soit pour la scarlatine et la rougeole.

L'introduction du virus variolique ou vaccinal dans l'organisme d'un syphilitique exerce sur la marche de la syphilis une influence très-manifeste. Ainsi on trouve dans la *Gazette hebdomadaire* de 1858 deux observations de Bamberger, de Wurzbourg, et dans la thèse de Caillaud[2] une observation du docteur Constantin Paul, dans laquelle une variole étant survenue chez un sujet syphilitique, chacun des boutons, à la période de dessiccation, s'est transformé en plaque muqueuse et n'a pu guérir que par un traitement mercuriel.

De même pour le vaccin, il existe trois observations de Friedenger, rapportées par Viennois, plus une observation de Viennois[3], dans laquelle une vaccination faite avec du vaccin normal chez des enfants syphilitiques, a suivi son évolution normale, mais en même temps a déterminé quatre à

---

1. WILLMIN, cité *in* GRISOLLE, *op. cit.*, t. I, p. 121, 1862.
2. Thèses de Paris. 1863.
3. *Arch. de méd.*, 1860. — *De la transmission de la Syphilis par la vaccination.*

cinq jours après l'opération, sur les autres parties du corps, une éruption nouvelle d'accidents secondaires tardifs.

Réciproquement, l'introduction du virus syphilitique dans l'économie peut, par la dyscrasie qu'elle entraîne, provoquer l'éclosion d'une maladie constitutionnelle ou diathésique; ou bien hâter la marche de celle-ci, au cas où elle existerait déjà. Ainsi, on a cité des cas assez peu rares, de tuberculisation dont la marche, primitivement lente, était subitement accélérée par une syphilis intercurrente.

Les inoculations des virus varioleux, vaccinal, syphilitique n'ont exercé aucune action sur la rage; les maladies virulentes se sont développées parallèlement.

Unité des virus. — Un virus est toujours un et identique à lui-même, à toutes les périodes de la maladie locale virulente, et, toutes choses égales d'ailleurs, il produit toujours les mêmes effets. Cette identité d'action par laquelle, seule, nous pouvons les connaître et les juger, constitue ce qu'on appelle l'unité des virus. L'inoculation en est le meilleur criterium : on parvient avec son aide à établir l'unité des virus de la vaccine, de la variole, de la rage et de la pustule maligne.

L'unité du virus a été surtout discutée à propos de la syphilis : la production de deux espèces de chancres, l'un mou et l'autre induré; l'absence habituelle d'accidents constitutionnels, après le premier; la fréquence de ces accidents après le second, ont conduit un certain nombre d'observateurs à admettre deux virus : l'un syphilitique, issu du chancre induré, pouvant le reproduire et donnant lieu à ce qu'on appelle généralement la syphilis; l'autre correspondant au chancre mou, et ne constituant qu'un accident local, avec accidents de voisinage possibles : c'est le *chancroïde* (Ricord, Rollet, Diday, Fournier). Il est d'autres observateurs (Hunter, Melchior Robert) qui ne croient qu'à un virus et ne voient dans la différence objective des deux chancres que des modifications tenant à des conditions différentes de siége, de sexe, de

constitution individuelle, etc. Au fond, les recherches de
M. Fournier sont d'accord avec ce que nous savons de l'immunité : à savoir que l'inoculation du liquide provenant d'un
chancre induré à un individu syphilitique ne donne lieu sur
cet individu qu'à un chancre mou. Que si, maintenant, ce
chancre mou, dont l'ascendant est infectant, était susceptible
de donner la vérole à un troisième individu vierge de syphilis, un tel fait tendrait à prouver plutôt qu'à infirmer la
doctrine de l'unité des virus.

XVII

Indications thérapeutiques. — A la notion de spécificité
dans la nature de la cause morbifique correspond rationnellement la notion de spécificité dans la nature du moyen
curateur. Or, ce que la raison fait entrevoir, l'expérience le
démontre : pour une maladie spécifique par excellence, la
syphilis, on a trouvé le spécifique le moins contestable, le
mercure ; à la variole, l'induction a permis d'opposer, non
plus un spécifique, mais un antagoniste, la vaccine.

Ce que l'on a découvert pour la syphilis, ce que l'on a
induit pour la variole, le trouvera-t-on pour les autres maladies virulentes ? — On peut au moins l'espérer.

Si le spécifique nous fait encore défaut pour la plupart des
maladies virulentes, nous devons essayer de neutraliser les
effets des virus, voire même d'en empêcher le développement
chez les animaux, d'où trop souvent l'homme a pu les tirer.
Ainsi se trouve indiqué l'emploi rationnel d'une hygiène scientifiquement ordonnée. — Voilà pour s'opposer au développement des maladies virulentes chez les animaux.

Cependant un virus est accidentellement en contact avec
l'organisme vivant ; y a-t-il un moyen d'empêcher son ab-

sorption? « La première et la plus capitale de toutes les indications est de détruire avec le caustique le plus sûr et le
plus puissant les tissus mêmes qui ont reçu le contact de la
matière virulente. La cautérisation n'est du reste applicable
qu'à la syphilis, à la rage, à la pustule maligne, et peut-être
à la morve. » (Monneret.)

Ai-je besoin d'ajouter que par le fait de l'affection générale
virulente il y a des déterminations morbides locales, et que
celles-ci comportent les indications thérapeutiques les plus
variées?

D'un autre côté l'expérience a démontré qu'en général un
même virus s'affaiblit par transmission successive ;

Que l'immunité n'est pas d'autant plus sûre, pour certaines
maladies virulentes, qu'une première atteinte a été plus grave ;

Que ces maladies virulentes sont d'autant moins graves
que l'opportunité morbide existait à un plus faible degré.

Il s'ensuit qu'en *donnant* la maladie virulente à un individu bien portant on aurait toute chance de la lui donner sous
la forme la plus bénigne, — de là l'inoculation.

Cette pratique, expérimentale autant que rationnelle, a été
employée dès la plus haute antiquité en Chine, en Perse, puis
en Circassie pour la variole. On sait qu'elle a été importée en
Occident par Lady Montague.

De l'inoculation de la variole sont issues deux méthodes
prophylactiques : 1° celle qui s'appuie sur l'*antagonisme d'une
maladie virulente pour elle-même ;* 2° celle qui repose sur
l'*antagonisme d'une maladie virulente pour son analogue.*

1° Méthode thérapeutique fondée sur l'antagonisme d'une maladie
virulente pour elle-même.

A. *Clavelisation.* — On pratique cette opération en inoculant sous la peau d'un mouton sain le virus puisé sur une
bête jeune, vigoureuse, alerte, et qui est atteinte de la clavelée régulière, bénigne et discrète.

La meilleure matière virulente est la sérosité claire, limpide et roussâtre qui s'écoule des pustules incisées. Cependant la clavelée peut se transmettre non-seulement par cette sérosité qui suinte à la surface de la pustule dépouillée de son enveloppe épidermique (analogie avec la vaccine), mais encore par cette même sérosité mêlée de sang pur, par la matière purulente qui existe sous les croûtes (Reynal), par les croûtes qui recouvrent les pustules (analogie avec la variole), par les pellicules perfuracées (Gilbert, Roche-Lubin, Belliol).

Des chiffres énormes (32 000 inoculations) prouvent l'efficacité de la clavelisation. Comme la variole inoculée, la clavelée inoculée est presque toujours bénigne, et diminue beaucoup les dangers et les dommages d'une invasion naturelle.

B. Inoculation de la péripneumonie bovine. — On inocule sous la queue d'un animal sain du mucus purulent ou du sang pris dans le poumon d'un animal mort de péripneumonie (Willems, de Hasselt). Cette opération a pour résultat de produire de la fièvre avec perte d'appétit pendant quelques jours et de faire naître, au point d'inoculation, une phlegmasie spécifique, quelquefois gangréneuse, ordinairement circonscrite et toute locale; mais n'en créant pas moins l'immunité, bien que le poumon, siége de la maladie spontanée, ne soit en aucune façon affecté par le fait de l'inoculation. On remarquera que, contrairement à ce qui a lieu pour les autres maladies virulentes, la matière inoculée ne fait pas naître une maladie semblable à celle d'où provient cette matière.

C. Inoculation de la peste bovine. — Comme pour les inoculations des maladies précédentes, celle de la peste bovine avait pour but de produire artificiellement, et au milieu de circonstances choisies, une maladie plus bénigne que lorsqu'elle se développe spontanément. Cependant les premiers résultats furent déplorables; la maladie inoculée était aussi grave que la maladie naturelle. Mais lorsque le vaccin typhique eut été mitigé par plusieurs générations successives, on put, ainsi que le rapporte M. Jessen[1], inoculer 1059 bêtes sans en perdre plus de 60, et même, au dire de cet auteur, on a inoculé, sans aucune perte, 509 animaux à l'Institut de Boudarewka.

Presque tous les liquides du corps s'inoculent avec succès, et, récemment, Jessen a reproduit la maladie par l'inoculation de l'humeur lacrymale.

D. *Syphilisation.* — Elle est d'origine toute moderne ; cependant on trouve, dans les écrits des vieux auteurs, les traces de l'idée complexe qu'elle renferme. Ainsi M. le Dr Laval rapporte que Thierry de Héry a proclamé, dès l'an 1552, qu'un second chancre guérit avant le premier. Herc. Saxonia, médecin de Padoue, a démontré que les produits primitifs et secondaires de la syphilis devenaient de moins en moins contagieux et finissaient par ne plus être transmissibles[2].

M. Ricord lui-même cite trois observations de Percy où l'inoculation du virus syphilitique a été employée pour guérir des affections spécifiques, anciennes et rebelles[3].

Mais, considérée comme moyen méthodique de traitement et surtout comme préservatif de la syphilis, la syphilisation ne date que du jour où M. Auzias-Turenne adressa un premier mémoire à l'Institut (18 novembre 1850). Depuis cette époque, Sperino à Turin, M. Bœck à Christiania, Retzius à Stockholm, Sigmund à Vienne, ont expérimenté la syphilisation.

Pour ses adeptes, « la syphilisation est un état de l'organisme laissé ou rendu à ses conditions physiologiques, et devenu réfractaire à l'action du virus syphilitique, par des inoculations réitérées de ce virus. »

En principe, la syphilisation a l'immunité et le traitement comme but et les inoculations successives comme

---

1. *Recueil de médecine vétérinaire.* Juillet 1862.
2. HAGEN. Thèse de Strasbourg. 1855.
3. RICORD, *Traité des affections vénériennes.* — HAGEN, thèse citée.

moyen. Le fait qui lui sert de base, c'est qu'en inoculant successivement un même virus à un même individu on finit par épuiser en lui la force de réceptivité, et que l'inoculation n'est plus possible. Il y a alors saturation et par suite immunité, disent les syphilisateurs. Mais le résultat obtenu vaut-il qu'on s'en glorifie? Car s'il est certain que l'inoculation finit par ne plus être possible, bien qu'un tel résultat soit lentement obtenu; il n'est pas moins certain que l'affection ainsi communiquée a pris droit de cité dans l'organisme et qu'elle évoluera ultérieurement : donc, oui, l'individu syphilisé de la sorte pourra cesser d'avoir des chancres; mais, oui aussi, cet individu verra s'accomplir en lui tous les actes successifs de l'affection syphilitique.

On comprend que les objections à la syphilisation soient nombreuses. *A priori*, il en est une qui s'appuie sur l'analogie, c'est à savoir que l'immunité créée par une première absorption virulente peut n'être que temporaire : le fait est démontré pour la variole et la vaccine. Or, l'objection est justifiée *a posteriori* par Sperino lui-même, qui a reconnu que l'immunité absolue n'a pas persisté chez quelques-uns de ses syphilisés; bien qu'alors les manifestations nouvelles fussent atténuées dans leur gravité : ainsi les chancres avaient peu d'extension et duraient peu de temps[1]. Mais une autre objection plus fondamentale encore, c'est qu'il est des sujets chez lesquels l'immunité ne peut être obtenue. Chacun connaît l'histoire assez lamentable de ce médecin allemand qui, après 2210 chancres, n'avait pas obtenu la saturation cherchée par les syphilisateurs; et Sperino rapporte trois cas de syphilis constitutionnelle chez ses malades, en dépit d'une syphilisation prolongée. On peut objecter enfin que la longue durée du traitement par la syphilisation rend une telle méthode impraticable.

Ainsi, la doctrine de la syphilisation est en contradiction

1. Sperino, *Syphilisation étudiée.* 1853.

avec ce que nous savons de l'immunité acquise, qui peut résulter de l'introduction d'un atome de virus ; et, par contre, qui peut, chez certains individus, n'être pas obtenue malgré l'introduction répétée de ce virus. De plus, l'immunité, si chèrement acquise avec son aide, n'est pas nécessairement définitive. Cette méthode paradoxale est donc dangereuse, car elle multiplie les chances d'absorption sans multiplier les chances d'immunité ; car elle expose bien plus à avoir la syphilis avec tous ses accidents qu'elle ne met sûrement à l'abri de cette affection. Aussi est-on autorisé à conclure avec M. Michel Lévy que la syphilisation, « cette immorale et maléficiante industrie [1], » ne peut être comptée au nombre des moyens prophylactiques propres à étouffer la syphilis [2].

Nous avons vu les avantages des inoculations, voici maintenant leurs dangers : le plus grand est de donner parfois à un individu bien portant une maladie virulente, non point sous la forme bénigne que l'on désire, mais sous la forme maligne que l'on redoute (variole, clavelée, typhus bovin) ; d'autres fois l'inoculation provoque une phlegmasie gangréneuse dont l'extension et l'intensité peuvent entraîner la mort (inoculation de la péripneumonie bovine). Nous ne revenons point sur les périls de la syphilisation, invention malencontreuse qu'on ne saurait trop hautement réprouver.

2° Méthode thérapeutique fondée sur l'antagonisme d'une maladie
virulente pour son analogue.

A. *Vaccination.* — On connaît surabondamment l'histoire de l'inoculation à l'homme du cow-pox qui chez lui devient la vaccine, on en sait le mode opératoire et l'heureuse influence.

Par opposition aux inoculations précédentes, la vaccina-

---

1. *Op. cit.*, t. II, p. 802.
2. Comparez HAGEN, thèses de Strasbourg.

tion n'offre aucun danger et n'a que des avantages ; car elle se substitue, maladie légère, à la variole, maladie grave.

B. *Inoculation du grease.* — On l'a tentée avec un succès problématique pour reproduire le cow-pox et préserver de la variole (voy. p. 22).

C. — Comme celui du cow-pox, le virus du *claveau* a été inoculé à l'homme, en vertu du même raisonnement par analogie.

Si l'on en croyait les expériences de Marchalli, Mauro-Legui, Sacco, etc., le claveau inoculé à l'homme produirait des pustules semblables à celles de la vaccine, et, analogie plus probante encore, les individus ainsi clavelisés auraient été préservés de la variole.

Mais Brugnone, ayant répété ces tentatives d'inoculation du virus de la clavelée, n'est arrivé qu'à des résultats néga-tifs, et ses expériences sont doublement significatives, car il a sans succès tenté l'inoculation de la *clavelée à l'homme* et celle de la *variole au mouton.* D'ailleurs Sacco lui-même, qui en 1804 croyait avoir obtenu quelques succès, inocula plus tard quatre enfants sans obtenir de pustules.

Comme Brugnone, et en même temps que lui, le D* Voisin, de Versailles, a pratiqué de nombreuses inoculations du virus de la clavelée à l'homme, et il a été amené à conclure de ses expériences « que l'inoculation claveleuse sur l'espèce hu-maine ne détermine qu'un *travail local irrégulier*, lequel n'est suivi d'*aucun effet général* sur l'économie [1]. » Résultat qui dif-fère doublement de celui que produit l'inoculation du vaccin, dont l'*effet local* est *régulier*, et l'*effet général incontestable* et *préservateur.*

3° Dans une troisième méthode, dérivée de la précédente, on a essayé de prévenir ou de guérir les maladies infectieuses ou virulentes les unes par les autres.

1. Bouley et Reynal, *Dict. cité*, t. III, p. 695.

A. On a employé la vaccination pour préserver les chiens du catarrhe (*maladie des chiens*, proprement dite). Mais si l'on a réussi à donner à ces animaux la vaccine (Sacco, Valentin), on n'a pas empêché pour cela le développement du catarrhe spécifique (Hurtrel). En résumé, dit ce dernier, il est trop certain que la vaccine, si précieuse pour l'espèce humaine, ne préserve les animaux domestiques d'aucune maladie.

B. L'inoculation du virus syphilitique, du virus varioleux ou vaccinal à un individu mordu par un animal enragé n'a pas empêché le développement de la rage. Il en a été de même de l'inoculation d'un venin tel que celui de la vipère, ou d'un poison tel que le *curare*.

XVIII

THÉORIE DE LA CONTAGION VIRULENTE. — Les hypothèses destinées à résoudre le problème pathogénique de la contagion n'ont pas manqué. Parmi elles s'en trouvent trois importantes : celles de la fermentation, du parasitisme animal et du parasitisme organique.

1° La théorie de la *fermentation* remonte à l'époque où triomphait la chémiatrie. Sylvius de Le Boë l'avait proposée, Liebig l'a reprise. Ce savant admet dans le sang la préexistence de deux substances qui, à l'exemple du gluten et du sucre (dont la réaction réciproque engendre la levûre), sont susceptibles de produire le virus par un phénomène analogue. Et comme la levûre ainsi développée peut décomposer une quantité indéfinie de sucre, de même le virus engendré agira indéfiniment sur les substances transformables en virus.

Mais il faut observer que le *produit de la fermentation dépend du liquide et non du ferment :* des ferments divers ne font pas varier la transformation des substances : tandis que des virus divers font naître des maladies différentes. Avec cette théorie il n'y aurait plus de spécificité des virus.

2° *Parasitisme animal.* — Varron plaçait déjà la cause de la contagion dans des microzoaires. Linné vint prêter son appui à cette théorie par la découverte de l'acarus de la gale. M. Hameau a renouvelé cette hypothèse, mais sans l'étayer de faits bien importants: il admet des microzoaires persistants ou passagers, des microzoaires visibles et invisibles : mais l'invisibilité ne sera jamais un argument scientifique. Une chose certaine, c'est qu'il y a une grande analogie d'effets entre les virus et le champignon de la muscardine : nous voyons, en étudiant les effets du *botrytis bassiana*, un atome imperceptible allumer de vastes foyers épidémiques chez le ver à soie, les sporules portés par les vents produire à de grandes distances des effets meurtriers : voilà un parasitisme végétal qu'on ne peut se défendre de rapprocher par ses conséquences de celles de l'inoculation d'un virus.

3° *Parasitisme organique.* — Cette théorie, un peu métaphysique, a été émise par le professeur Henle. Il s'appuie sur ce que les virus sont des particules organiques, et que l'on peut très-bien admettre que, émanées d'un organisme malade, elles en conservent la vitalité pathologique, et sont susceptibles, en se greffant sur un autre organisme, d'y faire naître une vie anomale ou pathologique, semblable à celle de l'organisme dont ces particules émanent. C'est la théorie de la greffe qui vit en parasite et imprègne le végétal qui la fait vivre.

<h1 style="text-align:center">XIX</h1>

INFLAMMATIONS SPÉCIFIQUES DES MEMBRANES MUQUEUSES ET MALADIES VIRULENTES. — On a remarqué peut-être que je n'ai parlé ni de la blennorrhagie, ni de l'ophthalmie purulente, ni de l'ophthalmie belge, etc., c'est-à-dire de ces maladies que M. Monneret appelle virulentes *locales*, e M. Bouchut, *pseudo-virulentes*. C'est qu'elles ne présentent, en effet, si ce n'est la contagiosité, aucun des caractères spéciaux aux maladies virulentes proprement dites : 1° celles-ci sont des maladies *générales*; 2° elles sont *inoculables*; 3° elles *créent l'immunité*, quand elles ne tuent pas. Or, 1° celles-là sont des maladies *locales*; 2° elles ne sont *pas inoculables*; 3° elles *ne créent pas l'immunité* : tout au contraire, une première atteinte des maladies pseudo-virulentes prédispose à d'autres atteintes.

On a invoqué, il est vrai, comme preuve de l'état général qu'elles peuvent engendrer et l'ophthalmie concomitante de la blennorrhagie urétrale, et surtout l'arthrite dite blennorrhagique; qui seraient la conséquence et la preuve de cet état général.

Voyons donc ce que sont et l'ophthalmie et l'arthrite invoquées.

Pour l'ophthalmie il y a autant de raisons de croire à la contagion par dépôt de la matière blennorrhagique à la surface de la muqueuse oculaire qu'à son développement par retentissement de l'inflammation urétrale.

Quant à l'arthrite, — dont M. le professeur Bouillaud nie complétement l'existence en tant qu'espèce distincte, — j'avoue qu'il y a là un fait de coïncidence parfois singulier. On lui a assigné pour principal caractère d'être mono-articulaire et ordinairement localisée aux grandes articulations (genoux), d'être peu douloureuse, habituellement apyrétique, de coïncider avec la disparition et la diminution de l'écoulement, et réciproquement. Mais voici que mon ami M. le docteur Constantin Paul a observé le fait suivant :

« Un jeune homme de 22 ans, entré en 1860 dans le service de M. Pidoux, fut atteint, pendant le cours d'une blennorrhagie, d'un rhumatisme articulaire aigu généralisé. Chacune des arthrites prit bientôt le caractère blennorrhagique : indolence, abondance du liquide.

épanché, marche chronique, et onze mois plus tard, toutes les jointures des membres et même les articulations vertébrales du cou étaient encore atteintes. Le malade est sorti de l'hôpital non guéri, malgré la médication la plus active et la plus variée[1]. »

Ainsi, voilà l'arthrite ordinairement mono-articulaire qui devient poly-articulaire. Ce qu'on peut conclure d'un tel fait, c'est que dans le cours d'une blennorrhagie il y a eu développement d'une arthrite rhumatismale qui devint chronique, et persista avec la ténacité que présente cette forme.

Ainsi l'arthrite, dite blennorrhagique, ne me paraît pas avoir des caractères distinctifs.

Que si, maintenant, l'on considère l'excessive susceptibilité de la membrane muqueuse des voies urinaires, dans toute l'étendue de ces voies, pourra-t-on s'étonner de ce que cette susceptibilité, surexcitée par une affection blennorrhagique urétrale, provoque à l'occasion de la moindre cause le développement d'une arthrite chez un sujet *rhumatisant?*

Mais j'admets, si l'on veut, qu'il y ait métastase. Le phénomène de la métastase prouve-t-il donc que la maladie dans le cours de laquelle on l'observe soit une maladie générale? Alors les oreillons, avec leur métastase sur les organes génitaux, seraient une maladie générale !

Ainsi, la blennorrhagie ne peut pas être considérée comme une maladie générale.

Quant à sa propriété de n'être pas inoculable, elle a été démontrée par M. Ricord, qui formule ainsi le résultat de ses tentatives d'inoculation du muco-pus de la blennorrhagie : « Toutes les fois que le muco-pus a été emprunté à une muqueuse *non ulcérée*, les résultats de l'inoculation ont été négatifs[2]. »

Ainsi, la blennorrhagie n'est pas inoculable.

De tels résultats impliquent si naturellement la non-identité de la syphilis et de la blennorrhagie, que je ne crois pas

---

1. Communication du docteur CONSTANTIN PAUL.
2. *Lettres sur la syphilis*, p. 21; 1856.

devoir m'arrêter à la discuter. Je rappellerai seulement que l'identité, acceptée par Hunter, et repoussée par Balfour, Tode, Duncan, Benjamin Bell, et surtout par Hernandez et M. Ricord, compte aujourd'hui peu de partisans.

Mais de ce que la blennorrhagie n'est pas une maladie générale, de ce qu'elle n'est pas inoculable, de ce qu'elle n'est pas identique à la syphilis, il ne s'ensuit pas nécessairement qu'elle soit une inflammation simple. Il est incontestable qu'elle est contagieuse, il est incontestable qu'elle n'est contagieuse que par contact immédiat, et que le contage est un muco-pus. Ces caractères suffisent pour en faire, avec l'ophthalmie purulente, la diphthérite, etc., qui possèdent les mêmes propriétés, une classe spéciale de maladies : celle des *maladies spécifiques des membranes muqueuses*, parfaitement distinctes des inflammations *communes* de ces membranes.

Il ne me semble pas non plus que la *piqûre anatomique* doive rentrer dans la classe des maladies virulentes : 1° parce que le liquide dont l'inoculation détermine les accidents est un *produit* CADAVÉRIQUE, et que tout *virus*, au contraire, *ne se développe que dans un corps vivant;* 2° parce que les accidents qui résultent de l'introduction de ce liquide dans l'organisme n'ont rien qui leur soit spécial, et participent de la nature des accidents de septicité et de pyémie. Ainsi, non-spécificité de la cause, non-spécificité des effets : maladie non virulente.

XX

MALADIES INFECTIEUSES ET MALADIES VIRULENTES. — On sait que les maladies infectieuses sont la peste, la fièvre jaune, le typhus, la dyssenterie épidémique, la fièvre typhoïde, etc.

Ces maladies se développent habituellement au milieu des conditions de l'hygiène la plus mauvaise; elles sont contagieuses et épidémiques.

Or, de l'ensemble de mon travail, — et j'ai eu soin de le faire remarquer chemin faisant, — il ressort que certaines maladies virulentes spontanées des animaux offrent, avec les maladies infectieuses de l'homme, de nombreuses analogies. Peut-on n'être pas frappé des grands traits de ressemblance qui existent entre le charbon des animaux et la peste de l'homme? le typhus du gros bétail et celui des armées? la péripneumonie bovine et la diphthérite?

N'y a-t-il pas, dans le charbon des animaux et la peste de l'homme, les mêmes phénomènes généraux graves, avec ataxie et adynamie, la même tendance hémorrhagique et surtout gangréneuse, les mêmes tumeurs charbonneuses, les mêmes bubons et dans les mêmes lieux?

Ne voit-on pas le typhus du gros bétail se développer comme celui des armées à la suite des mêmes causes : fatigues excessives, encombrement, alimentation insuffisante ou de mauvaise qualité? Et n'observe-t-on pas alors les mêmes caractères de septicité et d'adynamie? la même terminaison foudroyante?

Et n'y a-t-il pas dans la localisation spéciale aux voies aériennes avec exsudation couenneuse, en même temps que phénomènes généraux graves, plus d'une analogie entre la péripneumonie exsudative de l'espèce bovine et la diphthérite de l'espèce humaine?

A ces phénomènes si analogues, quel caractère auronsnous à opposer? La propriété pour les maladies virulentes d'être inoculables, et pour les maladies infectieuses de ne l'être pas. En fait, les maladies infectieuses de l'homme comme les maladies virulentes des animaux se développent spontanément au milieu de circonstances hygiéniques mauvaises; comme les maladies infectieuses, les maladies virulentes ont de nombreux symptômes en commun; comme les

maladies infectieuses, les maladies virulentes sont contagieuses, et comme elles épidémiques. Mais, de plus que les
maladies infectieuses, les virulentes ont la propriété d'être
inoculables. Ce qui n'est, au fond, qu'une autre manière d'être
de la contagiosité.

Si, pour terminer, nous envisageons dans un coup d'œil
synthétique les maladies virulentes et infectieuses ou spécifiques, nous voyons la nature conduire progressivement de
celles-ci à celles-là. C'est ce que nous allons essayer de faire
ressortir de l'esquisse suivante :

XXI

ESQUISSE DE PATHOLOGIE COMPARÉE.

I. AFFECTIONS CATARRHALES ET EXSUDATIVES DES VOIES AÉRIENNES.

1° GRIPPE. — La grippe, affection épidémique, consiste
essentiellement dans un catarrhe de la membrane muqueuse
des voies respiratoires : il y a rougeur inflammatoire des
fosses nasales, de l'arrière-gorge, du larynx, de la trachée-
artère et des bronches. Cette rougeur est quelquefois très-
vive, comme scarlatineuse, et s'étend jusqu'aux dernières
ramifications bronchiques.

Souvent la grippe donne lieu à une phlegmasie bâtarde du
parenchyme pulmonaire (pneumonie catarrhale, broncho-
pneumonie), et nous verrons qu'il en est ainsi de la diphthérite.

Enfin on a vu la grippe déterminer dans les voies aériennes l'exsudation d'une matière fibrineuse signalée par Mojon,
Magendie et Nonat, Maximin Legrand, etc., matière fibrineuse
qui consiste en petits cylindres visqueux, élastiques, *non*

canaliculés, formés par un assemblage de globules pyoïdes et de granules amorphes emprisonnés dans un liquide tenace.

Les uns voient dans ces cylindres fibrineux contenus dans les bronches un produit d'exsudation comparable à celui de la diphthérite ; les autres, le résultat de la coagulation du sang sorti des vaisseaux sous l'influence de la tendance hémorrhagique qui caractérise la pneumonie (Gubler).

2° DIPHTHÉRITE. — La diphthérite est une maladie générale, contagieuse, souvent épidémique et probablement non inoculable, caractérisée anatomiquement par une exsudation pseudo-membraneuse à la surface de la membrane muqueuse des conduits traversés par l'air ou de la peau dénudée.

La diphthérite occupe en nosologie une place intermédiaire entre les affections catarrhales et les phlegmasies franches. Elle se place immédiatement à côté de la grippe. En effet, comme ce type des affections catarrhales, la diphthérite règne le plus souvent sous forme épidémique ; comme la grippe, elle se localise surtout dans les voies aériennes ; comme elle aussi, elle tend à se généraliser à toute l'étendue de ces voies.

D'un autre côté, comme les maladies inflammatoires, la diphthérite donne naissance à une exsudation de fibrine, mais cette fibrine, au lieu de former la base d'une sécrétion purulente, ainsi qu'il arrive dans les inflammations franches, se concrète en fausses membranes : indice de la spécificité de la maladie.

On s'est trop habitué à ne voir dans la diphthérite que la phase la plus dramatique de son évolution, celle où la fausse membrane, en rétrécissant le larynx, produit la strangulation croupale. Mais la diphthérite est une maladie générale par ses symptômes et généralisée par ses produits plastiques. Ainsi, contrairement à la croyance générale, on trouve habituellement la fausse membrane caractéristique dans presque toute l'étendue des voies aériennes. Dès qu'il a dépassé l'isthme du gosier, le produit plastique envahit de proche en proche, avec une rapidité très-grande, sinon simultanément, les divers segments de l'arbre respiratoire, de sorte que, lorsque le larynx est couvert de fausse membrane, il y a toute vraisemblance que la trachée-artère et les bronches sont envahies déjà ou vont l'être.

Cela résulte de recherches qui me sont propres, lesquelles m'autorisent à dire que la diphthérite bronchique est beaucoup plus fréquente qu'on ne le croit généralement : je l'ai notée, en effet, dans près de la moitié des cas (54 fois sur 121 sujets). La diphthérite s'étend d'ailleurs aux bronches avec une rapidité qu'on était loin de connaître jusqu'ici : en quatre jours, la muqueuse des bronches peut être tapissée par la fausse membrane dans une étendue considérable ; et c'est même le plus habituellement *du deuxième au quatrième jour* de la diphthérite que *les bronches sont envahies.*

Dans le cas où il n'y a pas de couenne dans les bronches, celles-ci sont presque toujours enflammées, et l'inflammation est *d'autant plus vive qu'on l'observe plus bas* dans l'arbre aérien.

Ainsi, dans la plupart des cas de diphthérite, la membrane muqueuse des bronches est malade ; *l'inflammation pseudomembraneuse* y est encore *plus fréquente* que l'inflammation simple ; et, dans les cas d'inflammation simple, la *bronchite capillaire existe plus souvent* encore que la bronchite des grosses bronches.

Les plus fréquentes de toutes les lésions anatomiques qu'entraîne la diphthérite sont les lésions pulmonaires. Je n'ai trouvé les poumons sains que 12 fois sur 121 autopsies ; tandis que 109 fois ils présentaient des altérations très-diverses : ainsi, dans la diphthérite, l'existence des *lésions pulmonaires* est la *règle* et l'absence de celles-ci l'exception.

Un tel fait n'a rien qui doive étonner, si l'on se rappelle la remarquable tendance de la diphthérite à se propager aux bronches ; or, de la bronchite pseudo-membraneuse généralisée et de la bronchite capillaire à la *broncho-pneumonie*, il n'y a qu'un faible intervalle, et cet intervalle est souvent franchi.

Ce n'est pas à dire cependant que la pneumonie qu'on observe soit toujours lobulaire ; c'est très-souvent, comme dans les fièvres graves, une pneumonie congestive, hypostatique ; d'autres fois, c'est une *pneumonie* véritable.

Après la pneumonie vient la congestion ; on observe aussi, bien que plus rarement, l'*apoplexie pulmonaire*, la *gangrène* et la *pleurésie*. Enfin, et presque constamment, il y a de l'*emphysème*.

3° PÉRIPNEUMONIE EXSUDATIVE DU GROS BÉTAIL. — C'est une maladie générale, épizootique, inoculable, caractérisée anatomiquement par une inflammation exsudative pulmonaire, pleurale et quelquefois bronchique.

Ce qui domine, c'est l'exsudation fibrineuse : dépôt fibrineux *a.* dans le tissu conjonctif si lâche et si abondant des cloisons interlobulaires du poumon des bêtes bovines ; *b.* à la surface de la plèvre, et *c.* dans les tuyaux bronchiques.

Les formes les plus fréquentes de la maladie sont la pneumonie et la pleurésie fibrineuses ; cependant il arrive assez souvent, dans les pays de montagnes, que la maladie débute par les bronches, et que la phlegmasie se propage de celles-ci aux poumons (Delafond). Dans ce cas, « du sixième au huitième jour de la maladie, les animaux rejettent par les naseaux, pendant l'ébrouement et la toux, des mucosités épaisses, jaunâtres et roulées en volute, qui proviennent de fausses membranes existant dans les divisions bronchiques[1]. »

« Lorsque la bronchite a suscité l'inflammation des poumons, les grosses bronches, et *notamment les petites* qui se rendent aux parties malades, sont tapissées et souvent oblitérées par des couches membraniformes, blanchâtres, épais-

---

1. DELAFOND, *Traité de la maladie de poitrine*, p. 60. 1844.

ses, *adhérentes* à la muqueuse [1]. » On croirait lire le compte rendu d'une autopsie de diphthérite.

En résumé, phlogose de toute l'étendue des voies respiratoires, avec propagation fréquente au parenchyme pulmonaire et exsudation fibrineuse possible : anatomiquement, voilà la grippe.

Phlogose et exsudation couenneuse, dans une étendue plus ou moins considérable des voies aériennes, avec toutes les conséquences de voisinage qu'entraîne cette exsudation : anatomiquement, voilà la diphthérite.

Phlogose avec exsudation fibrineuse dans le tissu conjonctif interlobulaire, sur la plèvre pulmonaire, et souvent dans l'intérieur des bronches, suppuration et quelquefois sphacèle du poumon : anatomiquement, voilà la péripneumonie bovine.

On voit quelles analogies anatomiques rapprochent la grippe de la diphthérite et celle-ci de la péripneumonie ; analogies surtout frappantes pour la diphthérite et la péripneumonie : dans l'une et l'autre affection, en effet, il y a exsudation fibrineuse dans les voies respiratoires, et cette exsudation est de même nature.

Anatomiquement, voici cependant les différences :

Dans la péripneumonie, les lésions se produisent de la périphérie au centre des organes respiratoires ; les fausses membranes restent cantonnées dans les bronches, quand elles y existent, et n'envahissent jamais le larynx ; enfin, dans la péripneumonie, il y a prédominance des lésions pulmonaires sur les lésions bronchiques ; et, dans la diphthérite, prédominance des lésions laryngo-bronchiques sur les lésions pulmonaires, c'est-à-dire qu'il y a différence de siége et non pas de nature.

La grippe est épidémique, non contagieuse (?) ; elle récidive fréquemment, et reste généralement bénigne.

____

1. DELAFOND, *Traité de la maladie de poitrine*, p. 67.

La diphthérite est épidémique, contagieuse ; elle a une incubation de 2 à 12 jours (Peter) ; elle n'est pas inoculable (Trousseau, Peter) ; elle peut récidiver ; elle est souvent mortelle.

Ainsi la différence symptomatique entre la grippe et la diphthérite, c'est, pour la première, de n'être pas contagieuse et d'être ordinairement bénigne.

D'un autre côté, la péripneumonie est épizootique et contagieuse ; elle a une incubation dont le minimum est de 6 jours et le maximum non fixé ; elle est *inoculable*[1], et une première atteinte crée l'*immunité*[2]. Elle entraîne fréquemment la mort.

Voici donc la progression nosologique :

Grippe, non contagieuse ;

Diphthérite, contagieuse, non inoculable, récidivant ;

Péripneumonie, contagieuse, inoculable, créant l'immunité : maladie virulente.

II. AFFECTIONS CATARRHALES ET ULCÉREUSES DES ORGANES GÉNITAUX.

1° BLENNORRHAGIE. — Affection spécifique de la membrane muqueuse des organes génitaux de l'homme, purulente, contagieuse, non inoculable et toujours locale, c'est-à-dire ne déterminant pas d'accidents généraux.

2° EXANTHÈME COÏTAL. — C'est une affection pustuleuse des

1. « Vix introduisit un morceau encore chaud d'un poumon malade sous la peau du fanon d'un taureau ; une seconde portion de ce poumon qui avait macéré pendant dix minutes dans de l'eau froide, et qui, ensuite, avait été exprimée, fut mise à la même région chez une vache.

« Le sixième jour, ces deux bêtes devinrent malades et présentèrent tous les symptômes de la péripneumonie ; la vache mourut le quinzième jour, et le taureau le dix-huitième après l'inoculation. A l'ouverture des cadavres on trouva tous les désordres qu'entraîne la péripneumonie. » (DELAFOND, *op. cit.*, p. 188.)

Nous avons vu, au contraire (p. 79), que l'inoculation pratiquée suivant le procédé de Willems ne détermine qu'une phlegmasie locale.

2. Cela résulte des expériences de M. H. BOULEY. Voy. *De la péripneumonie épizootique*, p. 29. Paris, Labé, 1854.

organes génitaux externes du cheval et de la jument. Elle débute par de petites tubérosités pisiformes, avec tuméfaction œdémateuse du fourreau de la verge ou de la vulve. Sur ces tubérosités apparaissent, au bout de deux jours environ, des vésicules, puis des pustules, qui s'ulcèrent et présentent un fond lardacé rougeâtre, puis se recouvrent d'une escarre superficielle, sous laquelle se forme une cicatrice plate et blanchâtre. Toute la maladie dure une quinzaine de jours. Elle reste constamment locale et n'est jamais suivie d'accidents généraux. Elle survient spontanément et se transmet par contagion, mais par le coït seulement.

3° MAL DU COÏT DU CHEVAL. — Maladie locale d'abord, générale ensuite, dont l'évolution comprend trois périodes.

A. Période de *phlogose catarrhale*, qu'on n'observe bien que chez la jument, caractérisée par une tuméfaction des parties génitales externes, rougeur de la muqueuse du vagin et flux catarrhal de plus en plus abondant, sans ulcérations chancreuses.

B. Période de *dépôt plastique* et de *sclérose :* apparition sur la croupe de tumeurs cutanées, circulaires, à bords très-bien limités, de 3 à 9 centimètres de diamètre, occupant l'épaisseur du derme et non le tissu cellulaire sous-cutané (ce qui les distingue des boutons farcineux); bubons inguinaux. Quelquefois boutons semblables sur les membres postérieurs qui boitent, surtout le droit; *affaiblissement* du train postérieur; altération de la santé générale, diminution de la vivacité.

C. Période des *accidents nerveux et constitutionnels :* paralysie frappant parfois isolément un muscle, un membre, la langue, une oreille, une lèvre, une paupière; mais, le plus habituellement, ce sont les membres postérieurs et particulièrement le droit qui se paralysent. En même temps que cette paralysie, il y a parfois des accès épileptiformes. Mort au bout de quatre à douze mois par dépérissement progressif; quelquefois par l'apparition de la morve.

Cette maladie, susceptible de se développer spontanément, ne se transmet que par le coït : l'*inoculation a été tentée sans succès*.

Quand la maladie s'est déclarée spontanément, les symptômes généraux se montrent avant les symptômes locaux ; ce qui est conforme à la loi que nous avons si souvent fait ressortir.

A l'autopsie, ramollissement des centres nerveux (cerveau, cervelet et surtout moelle) ; altération profonde des ganglions, qui sont indurés ou en détritus.

Le mal du coït est intermédiaire à la blennorrhagie et à la syphilis : à la blennorrhagie, car il présente à sa première période un flux catarrhal et n'est pas inoculable ; à la syphilis, car il entraîne, comme celle-ci, des accidents constitutionnels redoutables.

Mais cette maladie diffère de la syphilis, parce qu'elle n'est pas inoculable, qu'elle n'attaque pas le système osseux, et qu'elle est rebelle au mercure. D'ailleurs Knapp, de Berlin, a tenté sans succès d'inoculer la syphilis de l'homme au cheval, il n'en est résulté pour le cheval ni syphilis ni mal du coït ; ce qui prouve la non-identité des deux maladies.

4° SYPHILIS. — Maladie contagieuse, *inoculable*, se manifestant par une série d'accidents de plus en plus profonds et de plus en plus graves, attaquant successivement dans son évolution centripète les membranes (peau et muqueuses), le système lymphatique, les tissus fibreux et le squelette, enfin les parenchymes.

Si la doctrine du chancroïde est exacte, la maladie locale, dont il est l'expression primitive, se placerait entre la blennorrhagie et la syphilis : elle est contagieuse comme la première, inoculable comme la seconde, mais elle ne crée pas l'immunité.

La progression nosologique serait donc la suivante :
Chez l'homme, *blennorrhagie*, contagieuse, non inoculable ;

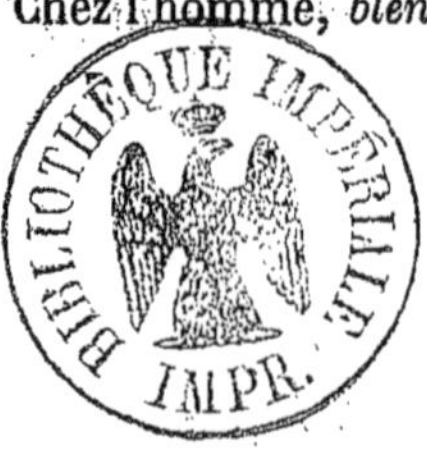

Chancroïde, contagieux, inoculable ;

Syphilis, contagieuse, inoculable, créant l'immunité : maladie virulente.

Entre ces affections se placent, au point de vue de la pathologie comparée, l'exanthème coïtal et le mal du coït des chevaux : toutes deux contagieuses par contact direct, mais toutes deux non inoculables, et, par suite, non virulentes au point de vue scolastique.

III. AFFECTIONS PYOGÉNIQUES.

1° **Pyogénie par traumatisme ou puerpéralité.** — C'est un fait d'observation que, dans le même moment où les *érysipèles* et l'*infection purulente* sévissent dans les salles de chirurgie, les *affections puerpérales* règnent dans les services de maternité.

Or, d'un bout à l'autre de l'année, il y a dans les hôpitaux des amputés et des femmes en couche, des traumatismes divers et des traumatismes utérins, tandis qu'il n'y a qu'en certains cas et pendant un certain temps des accidents de résorption et de puerpéralité. Il existe donc, à côté et au-dessus du traumatisme un fait plus général, une diathèse — pourquoi reculer devant le mot ? — dont l'essence est de faire partout du pus et qui relève de la constitution médicale régnante.

Je vois, pour mon compte, une progression très-naturelle, 1° de l'érysipèle chirurgical, qui s'accompagne si souvent de lymphangite et d'abcès sous-dermiques, 2° à l'infection purulente avec ses phlébites et ses abcès parenchymateux, 3° et de celle-ci à l'affection puerpérale, avec suppurations multiples de l'utérus et de ses annexes, de ses veines et de ses lymphatiques, en même temps que du péritoine qui l'enveloppe.

Ces affections évidemment générales, dont le point de départ est un fait particulier, sont épidémiques, contagieuses, mais non inoculables.

2° Fièvres éruptives pyogéniques. — La *variole* chez l'homme, la *clavelée* chez le mouton, le *cow-pox* chez la vache, sont des affections pustuleuses qui ont entre elles les plus grandes analogies : analogie de forme et de structure quant à la pustule pour les trois affections ; analogie de marche symptomatique pour la variole et la clavelée.

Affections pustuleuses, la suppuration est un de leurs éléments morbides.

C'est, en effet, à la suppuration du derme qu'aboutit le mouvement fluxionnaire dont la peau est le théâtre dans ces maladies éruptives. Or, ce n'est pas seulement à la suppuration des pustules que s'arrête, dans certains cas, le travail pyogénique : il arrive parfois que, dans la période de desquamation ou dans la convalescence de la variole, il se forme un grand nombre d'abcès sous-cutanés, lesquels n'ont été précédés que d'un travail local peu marqué. Tantôt ces abcès sont de petit volume et excessivement nombreux, tantôt ils sont en petit nombre mais très-volumineux. Quoi qu'il en puisse être de la théorie qui en ferait des abcès critiques et salutaires résultant d'un travail de dépuration de l'organisme, ou bien des abcès métastatiques dus au déplacement du travail morbifique, ou bien encore le rejet par l'organisme du pus des pustules absorbé par les lymphatiques de la peau ; ce que l'on en peut dire, anatomiquement, c'est que le travail de suppuration s'est propagé de la peau au tissu cellulaire, qu'il y a diathèse pyogénique et que celle-ci n'a fait que déplacer le théâtre de ses opérations.

Dans des cas plus graves et plus rares, des frissons se manifestent ou la fièvre redouble, en même temps que se développent des accidents nerveux ; puis des abcès se montrent successivement sur les membres, le tronc, la face, autour des articulations ; enfin le malade succombe dans l'état typhoïde.

A l'autopsie on trouve parfois des abcès dits métastatiques dans les poumons. Évidemment c'est l'*infection purulente;* laquelle n'est autre chose que le résultat d'une intensité plus grande de la diathèse pyogénique qui existe dans la variole.

Ce que nous voyons dans la variole, nous le retrouvons dans la clavelée : là aussi existe la diathèse pyogénique, en vertu de laquelle on voit suppurer les pustules et parfois se former rapidement des abcès qui jouent un rôle plus ou moins critique. Je ne sache pas que les auteurs vétérinaires aient mentionné des faits de véritable résorption purulente comme dans la variole; mais il m'étonnerait qu'il n'en fût pas ainsi dans un certains nombre de cas. A l'analogie du plan morbide doit correspondre l'analogie des accidents.

Dans ces fièvres éruptives il y a donc, en même temps qu'un état général fébrile, une tendance pyogénique évidente dont le degré le plus faible se montre dans le cow-pox et la clavelée.

3° AFFECTIONS MORVEUSES. — A. MORVE. — La morve est une affection pyogénique et ulcéreuse, dans le cours de laquelle on observe A. à la *peau* toutes les modalités du travail ulcéro-gangréneux : 1° l'inflammation sous forme d'érysipèle; mais cette inflammation est spécifique, cet érysipèle a une teinte violacée, des phlyctènes le recouvrent et de la sérosité sanguinolente s'en écoule: 2° des pustules qui s'ulcèrent et sont parfois ecchymotiques; 3° des bulles gangréneuses, succédant aux pustules et quelquefois primitives; B. sur la membrane muqueuse des *voies aériennes*, une inflammation également ulcéreuse, 1° dans les fosses nasales, 2° à l'isthme du gosier, 3° dans le larynx, 4° dans la trachée, 5° dans les bronches [1]; C. dans les poumons des abcès mul-

---

1. Que si la maladie marche rapidement, si la morve est aiguë, la rapidité de l'évolution ne permet pas la complète réalisation du plan morbide; aussi, dans les cas de morve aiguë, l'inflammation ne dépasse-t-elle ordinairement pas la période d'érythème, pour le larynx, la trachée et les bronches; quelquefois cependant on observe un commencement d'ulcération; dans le

tiples, analogues à ceux de l'infection purulente; D. dans le tissu cellulaire, des abcès sous-dermiques ; E. dans les muscles, de petits abcès multiples ; F. dans les articulations, une synovite purulente.

Ainsi la morve se rapproche à la fois des fièvres éruptives pustuleuses par ses pustules; de celles-ci et de l'infection purulente par ses abcès multiples (sous-dermiques, articulaires et pulmonaires). Elle se rapproche aussi des fièvres graves, infectieuses, par les symptômes typhoïdes qui l'accompagnent, et les hémorrhagies, les apoplexies parenchymateuses qui la compliquent.

B. Farcin. — Le farcin, qui était une maladie exanthématique pour Végèce, est caractérisé par quatre éléments morbides spéciaux, qui tous relèvent de la diathèse pyogénique : 1° lymphangite, 2° adénite, 3° éruption pustuleuse, 4° abcès multiples.

« Le farcin aigu, chez l'homme, est une maladie produite par l'*inoculation* de matières morveuses ou farcineuses, caractérisée par une inflammation des vaisseaux et des ganglions lymphatiques (lymphangite et adénite), et quelquefois des veines superficielles des membres (phlébite), par des *abcès multiples* sur diverses régions, par une éruption pustuleuse qui lui est commune avec la morve aiguë, et un ensemble de symptômes généraux très-graves (Rayer). »

Puis une fièvre violente se déclare ; bientôt on voit sur divers points du corps, et spécialement sur les membres, se former de petites tumeurs molles, pâteuses, peu saillantes, et en général peu douloureuses, qui se terminent rarement par résolution, et presque toujours par suppuration. En même temps, de véritables *abcès* phlegmoneux plus étendus se for-

larynx et la trachée, c'est-à-dire aux parties supérieures des voies aériennes : le travail ulcéreux n'a pas eu le temps de s'étendre plus loin. Au contraire, la maladie est-elle lente dans sa marche, la morve est-elle chronique, le travail ulcératif est complet, et l'on trouve, dans toute l'étendue des voies aériennes, de larges ulcérations, des pertes de substance, des cicatrices et des rétrécissements (Tardieu).

ment dans le tissu cellulaire. Le développement de ces tumeurs ne tarde pas à être suivi de l'apparition de pustules nombreuses d'un aspect particulier tout à fait caractéristique (Tardieu).

Quant au farcin chronique, il consiste pendant longtemps en une lymphangite spécifique, suivie d'abcès multiples dégénérant en ulcères fistuleux, et accompagnés de douleurs articulaires et musculaires, avec altération profonde de la constitution. C'est-à-dire qu'il y a pyogénie chronique.

IV. AFFECTIONS TYPHIQUES ET PESTILENTIELLES.

A.

1° FIÈVRE TYPHOÏDE. — La fièvre typhoïde consiste essentiellement, au point de vue anatomique, en une série de congestions restant telles ou aboutissant à des hémorrhagies ou à des phlegmasies ordinairement peu franches (*a*. congestion des membranes de l'encéphale ; *b*. congestion des organes respiratoires et consécutivement bronchite et broncho-pneumonie ; *c*. congestion du tube digestif, et consécutivement inflammation, ulcération des follicules de l'intestin grêle ; *d*. congestion de la rate et des ganglions lymphatiques ; *e*. congestion de la peau, éruptions diverses ; que si, en raison de l'altération du sang, l'hémorrhagie se produit, c'est surtout dans l'intestin ou à la peau qu'elle s'effectue).

Indépendamment de ces congestions multiples, il se fait dans les plaques de Peyer une exsudation plastique, dure ou molle, qui se termine par l'ulcération des plaques. Exsudation et ulcération qui sont pathognomoniques.

Les symptômes sont ce qu'ils doivent être avec cet assemblage de congestions, c'est-à-dire que toutes les fonctions sont troublées à des degrés divers : à l'appareil symptomatique général s'ajoute d'ailleurs l'élément *stupeur*, qui caractérise dynamiquement la maladie et lui a valu son nom (de τύφος, stupeur).

2° TYPHUS. — Dans le typhus, on observe des congestions viscérales multiples, analogues à celles de la fièvre typhoïde, mais l'altération des plaques de Peyer, spéciale et caractéristique, fait défaut. Quant aux symptômes, ils sont ceux de la fièvre typhoïde portés à leur maximum.

Disons aussi que la mort peut être assez rapide pour que les lésions anatomiques n'aient pas eu le temps de se produire.

3° TYPHUS CONTAGIEUX DU GROS BÉTAIL. — Les principales lésions anatomiques du typhus contagieux, sont les congestions multiples et les hémorrhagies : *a.* congestion dans le tube digestif, de la caillette à la fin de l'intestin grêle (congestion de l'appareil folliculaire, les glandes de Peyer sont injectées, tuméfiées, et quelquefois suppurées ; congestion des annexes du tube digestif, du mésentère, de la rate et du foie) ; *b.* congestion des poumons et surtout des bronches ; *c.* congestion du cœur et du péricarde ; *d.* congestion des centres nerveux et surtout de leurs enveloppes. Quant aux hémorrhagies, on les observe dans l'épaisseur des tissus sous forme d'ecchymoses dans l'intestin et les bronches, et même, chose plus remarquable encore, dans le cœur lui-même ; ou bien l'hémorrhagie s'est fait jour à l'extérieur, et le sang se trouve mêlé aux mucosités de l'intestin ou des bronches ou à la sérosité du péricarde.

La membrane muqueuse de la caillette est injectée et quelquefois parsemée de taches ecchymotiques, plus ou moins étendues et au niveau desquelles l'épithélium a disparu, ce qui pourrait faire croire à des érosions de la muqueuse.

Les mêmes lésions se remarquent dans le duodénum, dont la muqueuse est gonflée, infiltrée et très-vasculaire ; on y trouve, comme dans la caillette, des extravasations interstitielles.

Parfois la muqueuse du jéjunum, en partie flottante, a un aspect noirâtre et semble avoir été saupoudrée de poussière de charbon, ce qu'elle doit à la présence dans l'intérieur de l'intestin de sang desséché, grumeleux, pulvérulent, qui adhère à la surface libre de la muqueuse, tache les doigts de l'explorateur, et, par le lavage, se précipite au fond de l'eau, tandis que le mucus surnage.

Les parois du jéjunum, comme celles de l'iléon, sont plus infiltrées et plus tuméfiées que celles du duodénum. On y trouve aussi des élevures analogues à celles de la caillette, moins considérables vers la fin de l'intestin, de couleur gris pâle à l'extérieur, jaunâtre à l'intérieur et quelquefois recouvertes de pus, comme couenneuses et dépouillées d'épithélium. *Les glandes de Peyer sont infiltrées, tuméfiées, saillantes à la surface de la muqueuse, et ont parfois l'aspect complétement purulent.*

(Je ferai remarquer que cette lésion place anatomiquement le typhus du gros bétail entre la fièvre typhoïde et le typhus de l'homme.)

Les ganglions lymphatiques du mésentère sont augmentés de volume, ramollis, infiltrés de sang, et comme graisseux : gris à l'extérieur, rougeâtres ou noirâtres à l'intérieur.

La rate est plus molle, sans augmentation de volume ; sa surface est couverte de taches ecchymotiques et elle est remplie d'un sang noirâtre ou violet foncé.

Le foie est ramolli et s'écrase entre les doigts.

Le tissu charnu du cœur est plus mou et tacheté d'ecchymoses à sa surface....[1].

On voit l'analogie des lésions qui rapprochent le typhus de l'espèce bovine du typhus de l'espèce humaine ; l'analogie des causes est plus frappante encore.

Le typhus du gros bétail ne se développe spontanément que sur les animaux de la race des steppes de la Hongrie et de la Russie méridionale, par le fait des privations, des fatigues prolongées et des mauvaises conditions hygiéniques qui résultent des marches forcées et de l'agglomération des bestiaux de cette race, alors qu'ils suivent les armées à l'alimentation desquelles ils sont destinés. Aussi a-t-on toujours vu l'apparition du typhus du gros bétail coïncider, en Europe, avec les grands mouvements des armées (pendant les guerres du premier empire, en 1814 et 1815, puis en 1817, et plus récemment en 1855, en Crimée). Ainsi mêmes causes, mêmes effets ; que la matière vive sous une forme ou sous une autre, sous la forme d'un homme ou sous celle d'un bœuf, sou-

---

1. SPINOLA, *Typhus contagieux.* (Communication due à la bienveillance de M. le professeur Reynal, d'Alfort.)

mise aux mêmes influences, elle réagira de la même façon et contractera les mêmes maladies.

Je n'entre pas dans le détail des symptômes ; ils sont ceux du typhus de l'homme, aux différences près qui résultent de la différence d'organisation ; chez le bœuf comme chez l'homme, aux troubles fonctionnels qui dérivent des congestions multiples s'ajoutent comme éléments dominants et caractéristiques la putridité et l'adynamie.

Maintenant la *fièvre typhoïde* est épidémique, contagieuse (?) ; elle crée l'*immunité*, mais n'est pas inoculable ou du moins n'a pas été inoculée.

Comme la fièvre typhoïde, le *typhus* est épidémique ; plus évidemment qu'elle, il est contagieux ; comme elle, il crée l'immunité et pas plus qu'elle il n'a été inoculé.

Or, le *typhus des bœufs* est tout cela, sinon qu'il est inoculable ; et, parce qu'il est inoculable, il est dit virulent, et parce qu'il est dit virulent, la scolastique, au mépris de toutes les analogies, l'éloignerait de ses congénères, la fièvre typhoïde et le typhus de l'homme, plaçant ceux-ci parmi les maladies infectieuses, et celui-là parmi les virulentes ! Évidemment, la pathologie comparée éclaire ici la pathologie humaine et lui fait voir l'artifice de ses divisions systématiques.

B.

1° PESTE. — La peste est caractérisée principalement à l'extérieur par l'apparition de bubons, de tumeurs charbonneuses et de pétéchies, — c'est-à-dire qu'il existe à la fois une tendance gangréneuse et une tendance hémorrhagique.

L'état général est des plus graves : altérations profondes de l'innervation (sidération, convulsion ou délire), de la caloricité (refroidissement), de la circulation (pouls rapidement dépressible), de la digestion (vomissements, déjections fétides et sanglantes), etc. Mort le plus souvent très-rapide.

2° CHARBON. — Chabert a distingué trois espèces de maladies charbonneuses ; 1° le *charbon essentiel* ; 2° le *charbon symptomatique* ; 3° la *fièvre charbonneuse*.

Le charbon *essentiel* de Chabert apparaît d'emblée, sous forme d'une tumeur extérieure, sans être précédé de troubles organiques, sans autres signes que les phénomènes objectifs, caractéristiques de son existence actuelle[1].

C'est donc une maladie toute locale d'abord, résultat local d'une inoculation directe ; c'est, on le voit, la *pustule maligne*.

Dans leur article consacré au *charbon*, article inspiré par l'esprit médical le plus élevé, les savants auteurs du *Dictionnaire de médecine vétérinaire* ont renversé l'ordre admis par Chabert et décrit d'abord la *fièvre charbonneuse sans éruption*, puis la même fièvre *avec éruption* ; quant au charbon essentiel de Chabert, c'est, disent-ils, « une forme de maladie très-rare chez les animaux domestiques, analogue à la pustule maligne chez l'homme ; caractérisée par des tumeurs charbonneuses, résultant de l'*inoculation directe* sur la peau de l'homme et des animaux. Dans ce cas, les *symptômes locaux précèdent* parfois les symptômes généraux ; l'*infection* charbonneuse est alors *consécutive* à l'évolution de la tumeur, conséquence de l'inoculation[2]. »

La *fièvre charbonneuse sans éruption* est caractérisée chez le cheval, le bœuf, le mouton et le porc, par un ensemble de caractères qui ressemblent à ceux des maladies typhiques de l'homme : symptômes adynamiques ou ataxiques portés à l'extrême ; troubles digestifs (ballonnement du ventre, selles très-liquides, séreuses, souvent *sanguinolentes*, et très-fréquentes) ; une sérosité mousseuse, rousscâtre et *sanguinolente* s'écoule par les narines ; des larmes abondantes, quelquefois *teintes de sang*, s'écoulent sur le chanfrein ; fièvre ardente ; mort en dix ou quarante-huit heures, dans un état d'adynamie consécutif à quelques convulsions toniques.

1. Bouley et Reynal, t. III, p. 488.
2. Bouley et Reynal, *Dict. cit.*, t. III.

J'appelle l'attention sur la tendance hémorrhagique de cette fièvre charbonneuse qui se rapproche ainsi du typhus, surtout dans la fièvre charbonneuse des porcs, où, dans la période d'état, on voit apparaître des *taches ecchymotiques* sur diverses parties du corps.

Quelquefois il arrive qu'aux points ecchymosés le sphacèle se déclare, et nous sommes ainsi conduits par transition insensible à la *fièvre charbonneuse avec éruption*. Dans cette espèce, aux phénomènes généraux rapidement esquissés plus haut s'ajoute l'apparition de *tumeurs charbonneuses*. Elles se développent 1° dans le tissu cellulaire sous-cutané, principalement aux points où il est lâche et abondant, 2° dans les *ganglions lymphatiques*, 3° dans les organes musculaires. Ces tumeurs d'abord douloureuses deviennent rapidement insensibles et présentent bientôt tous les caractères de la gangrène. En même temps que ces tumeurs, se développent souvent des taches ecchymotiques, des phlyctènes et des érysipèles gangréneux. Il semblerait que ces manifestations périphériques jouent un certain rôle critique, « car, disent MM. Renault et Reynal, la fièvre charbonneuse sans éruption est constamment mortelle, tandis que cette fièvre guérit quelquefois, par les efforts de la nature, quand elle s'accompagne de tumeurs extérieures [1]. »

« Une amélioration notable de l'état général accompagne habituellement l'apparition de ces tumeurs [2]. »

Cet ensemble de symptômes caractéristiques de la fièvre charbonneuse avec éruption, ne fait-il pas immédiatement songer à la *peste* avec ses bubons, avec ses *tumeurs charbonneuses*, avec son état général si grave? Et, parce que la maladie charbonneuse des animaux est inoculable, tandis que la peste ne l'est pas, faut-il donc repousser l'analogie, je ne dis pas l'identité?

1. *Loc. cit.*, p. 505.
2. *Ibid.*, p. 495.

On a admis, puis rejeté la contagiosité de la peste; — on a admis, puis rejeté son inoculabilité[1]; — ce qu'on admet sans discussion, c'est la contagiosité et l'inoculabilité du charbon. Pour ces raisons, la peste ne serait pas virulente, tandis que le charbon le serait. On voit où peuvent conduire les classifications, seulement fondées sur la pathologie de l'homme.

En réalité, je n'ai pas voulu, dans cette esquisse, — que le tableau suivant résume synthétiquement, — confondre ce que les nosographes ont pris tant de peine à distinguer, mais démontrer que l'étude de la pathologie comparée nous fait voir les anneaux de la grande chaîne des maladies, lesquelles forment un tout continu et non point un assemblage de parties sans analogues.

1. Clot s'est inoculé sans effet du sang et du pus de bubon. Six inoculations furent faites sur des condamnés; chez un seul il y eut un commencement de bubon (ce qui est loin de prouver que la peste n'est pas inoculable). — De son côté, Canstatt (*Traité de pathologie interne*), admet que les inoculations de la peste ont aussi souvent réussi qu'échoué.

PATHOLOGIE COMPARÉE.

I. AFFECTIONS CATARRHALES ET EXSUDATIVES DES VOIES AÉRIENNES.

Grippe et pneumonie fibrineuse. . . . . épidémique.

Diphthérite . . . . { épidémique, contagieuse, *non inoculable.*

II. *Péripneumonie bovine* . . . . { épizootique, contagieuse, *inoculable.*

II. AFFECTIONS CATARRHALES ET ULCÉREUSES DES PARTIES GÉNITALES.

I. *Blennorrhagie* . . . . { contagieuses,
Exanthème coïtal des chevaux . . . . . . } *non inoculables.*

II. *Maladie du coït* des chevaux . . . . { contagieuse, *inoculable?*

Syphilis . . . . { contagieuse, *inoculable.*

III. AFFECTIONS PYOGÉNIQUES.

I. *Erysipèle épidémique* . . . .)
Affections puerpérales . . . . } épidémiques,
Infection purulente . . . .) *non inoculables.*
Piqûre anatomique . . . . par *inoculation.*

II. *Variole* . . . . { épidémiques,
Clavelée . . . . { contagieuses,
Cow-pox . . . . { inoculables.

III. *Morve* . . . . { épizootiques,
Farcin . . . . { contagieuses, inoculables.

IV. AFFECTIONS TYPHIQUES ET PESTILENTIELLES.

I. *Fièvre typhoïde* . . . . { épidémiques,
Typhus . . . . { contagieuses, *non inoculables.*

Typhus du gros bétail . . . . { épizootique, contagieux, *inoculable.*

II. *Peste à charbons* . . . . { épidémique, contagieuse, *non inoculable.*

Charbon des animaux . . . . { épizootique, contagieux, *inoculable.*

NATURA NON FACIT SALTUS.

TABLE DES MATIÈRES.

Paris. — Imprimerie de Ch. Lahure et Cie, rue de Fleurus, 9.

www.ingramcontent.com/pod-product-compliance
Ingram Content Group UK Ltd.
Pitfield, Milton Keynes, MK11 3LW, UK
UKHW020312130726
13696UKWH00003B/1032